Inhalt

Susanne Weikl

Gene als Chance

Wie wir unser genetisches Schicksal selbst bestimmen

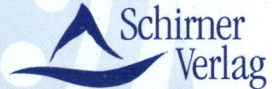
Schirner Verlag

ISBN 978-3-8434-1279-7

Susanne Weikl:
Gene als Chance
Wie wir unser genetisches
Schicksal selbst bestimmen
© 2017 Schirner Verlag, Darmstadt

Umschlag: Silja Bernspitz, Schirner, unter Verwendung von #99289142 (© MedusArt), #60688201 (© Excellent backgrounds), #323462786 (© Yulia Buchatskaya), www.shutterstock.com
Layout: Anke Müller, Schirner
Lektorat: Kerstin Noack, Schirner
Printed by: Ren Medien GmbH, Germany

www.schirner.com

1. Auflage Januar 2017

Einführung

Zeit für eine Neuausrichtung!

Versetzen Sie sich in die Rolle von Renate, und erleben Sie unseren Dialog:

Renate, 50 Jahre alt, erzählte mir am Ende unserer Behandlung, dass bei ihr eine Schwäche am Sehnerv und der schleichende Beginn von Osteoporose festgestellt wurden. Diese Diagnosen hatten sie sehr mitgenommen. Jetzt stünde ihr das gleiche Schicksal bevor wie ihren Eltern. Ihr Vater hatte die gleiche Sehschwäche, und ihre Mutter litt an Osteoporose. Sie hätte sich nun damit abgefunden, würde noch besser auf ihre Ernährung achten und sich ihrem genetischen Schicksal beugen. Renate schaute mich hilfesuchend an, als sie meinte: »Was kann man da schon machen? Der Arzt meinte auch, dass sei genetisch bedingt.«

SUSANNE: *»Stelle dir einfach einmal für einen Moment vor, du könntest darauf Einfluss nehmen, es zum Stillstand bringen oder die Entwicklung verlangsamen. Stelle dir vor, du hättest Einfluss auf deine Gene. Wie würde sich das anfühlen?«*

RENATE: *»Das wäre wie im Märchen, zu schön, um wahr zu sein. Wenn das möglich wäre, würde ich sofort damit beginnen.«*

SUSANNE: *»Das kannst du tatsächlich. Das ist kein Märchen. Du hast Einfluss darauf, was deine Gene tun. Ich kann dir zeigen, wie du vorgehen kannst.«*

Renate betrachtete mich mit einer Mischung aus Hoffnung und Zweifel und ließ meine Worte auf sich wirken. Später hat sie mir erzählt, dass sie die nächsten Tage hin- und hergerissen war zwischen den Gedanken: »Mach dir bloß keine Hoffnung, nimm es an, wie es ist.« und »Wenn ich tatsächlich Einfluss hätte, dann bräuchte ich keine stärkere Brille und könnte noch lange meinem Bewegungsdrang nachgeben. Ich kann doch nur gewinnen, wenn ich es ausprobiere.«

Schließlich erinnerte sie sich an meine Worte: »Alles, was du dir vorstellen kannst, ist möglich!« Damit begann für Renate das Abenteuer der Steuerung ihrer Gene.

Haben Sie bisher auch wie Renate gedacht, dass Ihr Erbgut Ihr Schicksal ist und Sie keine Möglichkeit haben, darauf Einfluss zu nehmen? Sie müssen sich damit abfinden?

Dann haben Sie falsch gedacht. Jeden Tag, jede Minute, jede Sekunde steuern Sie Ihre Gene. Unbewusst beeinflussen Sie, warum Sie mit Kopfschmerzen auf Stress reagieren, warum Ihr Stoffwechsel schwach ist, warum Sie bei schwülem Wetter so dicke Beine wie Ihre Oma haben. Das Wissen über diesen Mechanismus öffnet Ihnen ein variables, unbegrenztes Feld an Möglichkeiten, um auf gesündere Weise und vor allem mit mehr Bewusstheit die Steuerung Ihrer Gene zu übernehmen.

Sie haben Einfluss auf das, was in Ihrem Körper geschieht, und Sie haben Macht über Ihre Gene. In diesen steckt ein enormes Potenzial für ein gesundes und gutes Leben. Und es gibt viele Wege, sich dieses Potenzial zu erschließen!

Wir alle tun mehr oder weniger regelmäßig etwas für unsere Gesundheit, essen vernünftig, bewegen uns und informieren uns. Das ist eine Möglichkeit der Einflussnahme. Ich zeige Ihnen noch ganz andere, neue, effektivere Wege. Sie sind präventiv, helfen, angstfreier zu werden, geben Ihnen die Macht, an Symptomen zu arbeiten und schenken Ihnen das gute Gefühl, ein besseres Erbgut weiterzugeben. Das ist gelebte Verantwortung im Umgang mit Ihrem Erbgut.

Ich schenke Ihnen ein Buch, das Ihnen alles liefert, was es zur Steuerung Ihrer Gene braucht. Sie bekommen eine völlig neue Sicht auf Ihre Gene, gehen eine Partnerschaft mit ihnen ein. Natürlich ist das Thema nicht immer ganz leicht, doch ich habe es Ihnen so leicht wie möglich gemacht!

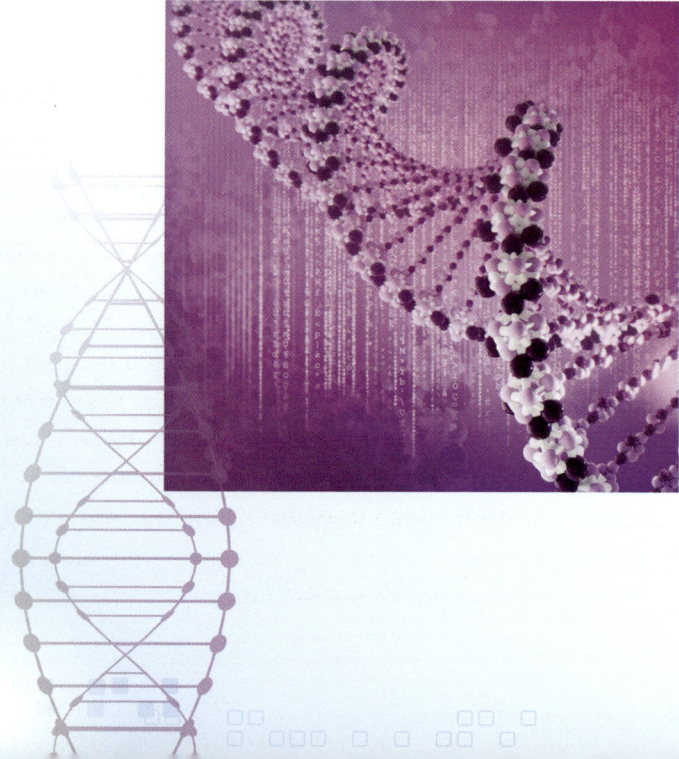

Wenn Sie dieses Buch lesen, die Übungen anwenden und sie individuell an Ihre Lebensumstände anpassen, dann werden Sie ...

- mehr über Gene, Gensteuerung und Funktion Ihrer Gene wissen, und Sie werden eine Fülle an Möglichkeiten haben, damit zu arbeiten.
- inspiriert von meiner Ausrichtung: »Alles ist möglich, wenn Sie herausfinden wie!«
- sich auf die Geschenke, Chancen und Möglichkeiten im Umgang mit Ihren Genen konzentrieren.
- überholte Denkweisen und Zweifel über Bord werfen und mit beiden Beinen im Leben stehen.
- sich und Ihren Kindern ein höheres Maß an Liebe und Gesundheit schenken, weil Sie Genprogrammierungen verändern.
- sich ermächtigen, auf die Aktivität Ihrer Gene Einfluss zu nehmen und Ihre Macht über Ihren Körper kennenlernen ... aktiv sein und sich selber heilen!
- genetisch gesünder leben.

Es geht mir in diesem Buch darum, mit einfachen, vorstellbaren Gedankenmodellen große Wirkungen zu erzielen. Ich möchte verständliches und nachvollziehbares Wissen anbieten, das Ihre innere Bilderwelt und Fantasie anregt. Mein Anliegen ist es, dass Sie dieses Buch mit Freude lesen, es zu Ende lesen, sich von der Idee, dass Sie die Aktivität Ihrer Gene beeinflussen können, anstecken lassen und vor allem das Buch benutzen. Ganz nach meinem Motto: Einfach und wirkungsvoll!

Ihre Susanne Weikl

Hinweis zur Anwendung dieses Buches

Das Buch ist so gegliedert, dass Sie sich zuerst mit den Themen »Genetik« und »Epigenetik« vertraut machen. Sie machen sich tatsächlich ein Bild davon. Das ist die Grundlage für alles, was danach folgt. Sie können dann anschließend sofort zu den Kapiteln »Genregulation auf der seelischen Ebene« oder »Genregulaton auf der körperlichen Ebene« wechseln, um mit seelischen oder körperlichen Themen zu arbeiten. Oder, wenn Sie die Reihenfolge einhalten, dann stärken Sie zuerst Ihren freien Willen, verbinden ihn mit den Gesetzmäßigkeiten des Lebens und gehen aus dieser kraftvollen Verbindung heraus die Themen der beiden Kapitel an. Beides ist möglich, Sie entscheiden! Fallbeispiele aus meiner Praxis dienen der Inspiration und geben Ihnen noch mehr Ideen für die Heilarbeit mit Ihren Genen.

Auf Sie wartet eine Fülle an Ritualen und Übungen. Bitte legen Sie Ihr Augenmerk immer darauf, am Ende eines Rituals oder einer Übung das entstandene Wohlgefühl wahrzunehmen und zu verstärken. Damit verstärken Sie den Effekt Ihrer Heilarbeit enorm!

Entdecken Sie Ihre Trickster-Qualitäten

Huna, die ursprüngliche hawaiianische Denkweise, ist herrlich pragmatisch, traut uns alles zu und ist der Ansicht, dass wir alles beeinflussen können. Sie ruft uns zu: »Alle Kraft ist in dir, du brauchst nur herauszufinden, wie es geht!« Huna ist die Basis meiner Heilarbeit, weshalb ich in diesem Buch immer wieder darauf zurückgreife. Huna bezieht alles in die Heilarbeit ein, was von Nutzen ist. Im Folgenden zeige ich Ihnen, wie wertvoll dies für die Arbeit mit Ihren Genen sein kann.

In den Mythen Hawaiis finden wir die Figur des Tricksters. Trickster sind Trickkünstler im positivsten Sinne. Sie verfügen über einen enormen Ideenreichtum, große Raffinesse, Scharfsinn und haben ein unerschütterliches Vertrauen in das Gelingen ihrer Strategien. Mit Wendigkeit im Denken und Handeln finden sie unkonventionelle Lösungen. Maui war der bekannteste Trickster im alten Hawaii. Seine Abenteuer sind bis heute lebendig und inspirieren jeden, der sie hört.

MAUI ÜBERLISTET DEN KÖNIG DER HAIE

Maui war bekannt für seinen Einfallsreichtum, seine Vorstellungskraft und seine Raffinesse, wenn es darum ging, etwas Unvorstellbares zustande zu bringen. Die Bewohner seines Dorfes beklagten sich, dass sie keinen Hummer mehr gefangen hatten, seit der König der Haie mit seinem Gefolge die Höhle der Hummer bewohnte. Die Bewohner fürchteten sich vor den Haien und gingen nicht mehr zum Hummerfang, nur Maui traute sich zu, diese Herausforderung zu meistern.

Er entwickelte eine Lösungsstrategie und ging mit großem Vertrauen ans Werk. Er stellte sich an die Klippe, oberhalb der

Höhle, blickte in das klare Wasser und rief dem König der Haie zu: »Ich werde in das Wasser springen und mit jeder Hand einen Hummer greifen, und niemand stört mich dabei!« Der König der Haie hörte Maui und flüsterte den anderen Haien zu: »Kommt mit, wir werden Maui fressen, sobald er ins Meer eintaucht.«

Doch Maui war schlauer als der König der Haie. Beherzt warf er einen Stein weit hinaus ins Meer, die Haie schwammen sofort zu dieser Stelle, und Maui konnte ungestört ins Wasser springen, zwei Hummer ergreifen und unversehrt das Ufer erreichen. Die Bewohner des Dorfes waren wieder einmal beeindruckt und feuerten Maui an, weiter an dem Problem zu arbeiten.

Maui war sehr zufrieden, dass seine Theorie, die Haie mit einer List zu beeinflussen, aufgegangen war. Diese Tatsache löste bei den Haien einen großen Streit darüber aus, ob sie den Weisungen des Königs weiter trauen sollten, und sie entschlossen sich, das Revier zu wechseln und sich einen anderen König zu suchen.

Nun wollte sich Maui mit dem Haikönig auseinandersetzen. Dazu war es nötig, in dessen Körper hineinzugelangen. Maui suchte sich einen langen spitzen Stock, nahm zwei Feuersteine, Blätter, Salz und eine Muschelschale. Wieder stand er auf den Klippen und rief dem Haikönig zu: »Wenn ich jetzt ins Wasser springe, hast du zwei Möglichkeiten. Beißt du mich, werde ich überleben, verschlingst du mich ganz und gar, werde ich sterben.« Maui sprang ins Meer, und der Haikönig verschlang ihn sofort. Zehn Tage lang lebte Maui im Bauch des Haies, machte dort Feuer und bereitete sich Essen zu, indem er Fleisch aus dem Inneren des Haies löste. Der Hai wurde dadurch immer schwächer, und Maui gelang es, ihn mit seinem spitzen Stock in Richtung Strand zu dirigieren. Dort warteten die Bewohner des Dorfes und befreiten Maui aus dem Bauch des Haies.

Dank seiner Trickstersfähigkeiten konnte Maui eine weitere Erfolgsgeschichte verzeichnen. Mit Klugheit, Finesse und Vertrauen hatte er diese »unlösbare« Aufgabe bewältigt und den Menschen gezeigt, was alles möglich ist, wenn sie darauf bauen.

Dieses Buch lädt Sie ein, Ihre Trickstersmethoden zu aktivieren, neue und einfache Denkmodelle über Ihre Gene zu etablieren und nichts als gegeben und unveränderbar hinzunehmen. Lassen Sie uns eingetretene Pfade verlassen und Neues erproben, damit Sie aktiv Ihre Gesundheit gestalten können. Folgen Sie mir in das Abenteuerland der Steuerung der Gene.

Übung:
Aktivieren Sie Ihre Trickster-Fähigkeiten

Denken Sie sich in die Geschichte von Maui hinein, und versuchen Sie möglichst intensiv, die Rolle von Maui nachzuerleben. Aktivieren Sie Ihre Sinne und Emotionen, und stellen Sie sich die einzelnen Szenen der Geschichte vor:

- Erleben Sie als Maui, wie die ängstlichen Bewohner auf Ihre besonderen Fähigkeiten vertrauen.
- Seien Sie Maui, der konzentriert an seiner Strategie arbeitet.

- Stellen Sie sich vor, wie Sie auf den Klippen stehen und eine klare Ansage an die Haie machen, um dann ins Meer zu springen.
- Spüren Sie, wie stolz Sie sind, dass Ihre Taktik aufgegangen ist, und genießen Sie das Lob der Bewohner.
- Machen Sie sich bereit für den zweiten Teil: Sehen Sie sich mit Ihrer Ausrüstung wieder an der Klippe stehen, bereit zum Sprung, im Wissen, dass Sie gleich im Bauch des Königs der Haie sein werden.
- Erleben Sie die Zeit im Inneren des Haies, spüren Sie die Zuversicht und die Vorfreude darauf, dass die Bedrohung der Haie bald ein Ende haben wird, und die Tatsache, dass Sie maßgeblich daran beteiligt sind. Erleben Sie, wie mühelos Sie agieren.
- Genießen Sie den Moment, wenn sich der Bauch des Haies öffnet, nehmen Sie den Duft des Meeres wahr, genießen Sie die warme Sonne, und hören Sie das Rauschen der Wellen.
- Stellen Sie sich vor, wie die Bewohner Ihnen ihre Bewunderung und Wertschätzung zuteil werden lassen.

Wie fühlt es sich an, Trickster zu sein?

Die Welt der Gene

In diesem Kapitel tauchen wir in die Welt der Gene ein. Aus wissenschaftlichen Erklärungen habe ich einfache Gedankenmodelle entwickelt. Diese Gedankenmodelle machen das komplexe Thema »Genetik« greifbar und bilden die Grundlage für später folgende Rituale zur Regulation der Gene. Je besser Sie etwas erfassen können, desto einfacher ist es für Sie, damit zu arbeiten. Im Laufe meiner Recherchen über Gene ist mir bewusst geworden, dass wir in vielen Fällen nur ein begrenztes und sehr abstraktes Wissen darüber haben.

Ich stelle Ihnen komprimiert, in Frage- und Antwortform, das Wesentliche über die Gene zur Verfügung. Wir sind Heilende und keine Wissenschaftler. »So viel Theorie wie nötig, so einfach wie möglich«, das war meine Ausrichtung beim Schreiben.

Die Welt der Gene ist unglaublich spannend und facettenreich, und ständig werden neue Erkenntnisse gewonnen.

Wenn wir zu sehr ins Detail gehen, verzetteln wir uns und sind zu sehr vom Verstand gesteuert. Die Energie verpufft dann in Nebenkanälen. Je einfacher wir arbeiten, desto stärker konzentrieren wir die Energie auf unser Anliegen.

Deshalb finden Sie am Ende jedes Abschnitts den Hinweis: »Einfach«. Hier stelle ich Ihnen einfache Gedankenmodelle, die die abstrakten Begriffe in bildhaftes Wissen wandeln, zur Verfügung. Darauf greifen wir in der Heilarbeit zurück. Es ist wichtig, dass Sie das Gesamtpaket Gene verstehen, eine Vorstellung davon haben und mit Ihren Genen vertraut werden. Dazu müssen Sie sich nicht in Details verlieren. Je besser Sie etwas begreifen, desto mehr können Sie Ihre Gene beeinflussen.

Der Hinweis »Visualisierung« lädt Sie ein, ein Bild zu entwickeln, damit neben den Worten auch Ihr Vorstellungsvermögen und Ihre Gefühle aktiviert werden. Dabei können Ihnen die Bilder im Buch helfen, oder Sie entwickeln eigene Bilder.

Für die meisten Menschen sind die Gene etwas Abstraktes. Es ist notwendig, eine Beziehung zu unseren Genen aufzubauen. Beziehungen entwickeln sich über die Sinne. Über unsere Sinneskanäle entsteht schnell eine wirksame und intensive Verbindung. Je vertrauter uns etwas ist, desto besser können wir darauf Einfluss nehmen.

Auch das entspricht der Philosophie von Huna, die in der Heilarbeit auf Einfachheit ausgerichtet ist, um damit große Wirkung zu erzielen. Mit diesem Buch möchte ich eine Brücke bauen zwischen den Erkenntnissen der Wissenschaft und unserem Tun als Heiler in der Welt der Energie. Das eine schließt das andere nicht aus. Im Gegenteil, ich vertrete die Ansicht, dass die Verbindung der Schlüssel ist.

Wie sieht eine Zelle aus?

Unser ganzer Organismus wird aus circa 100 Billionen Zellen gebildet. Es gibt Hunderte verschiedene Arten von Zellen. Sie alle bestehen aus einem gelartigen Material, das von einem Häutchen, der Zellmembran, umgeben ist. Das macht die Zelle durchlässig, sodass Nährstoffe eindringen und Abfallstoffe austreten können. Ein Proteinskelett dient der Zelle als Stütze.

Gesteuert wird die Zellaktivität vom Zellkern, in dem unsere Gene zu Hause sind. Alle unsere ca. 20 000 Gene zusammen bilden die Anleitung für Aufbau und Funktion unseres Körpers. Jede Zelle hat eine klar definierte Aufgabe, deshalb verwendet sie aus ihrem Genpool nur die Gene, die ihrer Spezialaufgabe entsprechen. So greift eine Muskelzelle auf die genetischen Anweisungen zur Muskelbildung zu, und eine Nervenzelle aktiviert diejenigen Gene, die ihr den Rahmen für Aufbau und Funktion einer Nervenzelle bieten. Auf diese Weise arbeiten alle Zelltypen unseres Körpers, egal, ob es sich um Organ-, Gewebe-, Drüsen-, Knochen- oder Blutzellen handelt. Alle unsere Gene sind im Einsatz, aber niemals in einer einzelnen Zelle. Jede Zellart greift auf nur einen kleinen Teil der gesamten Gene zurück, alle nicht benötigten Gene sind inaktiv.

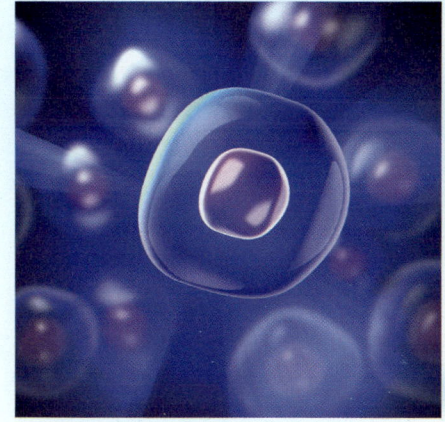

Zellen brauchen zum Leben und damit sie ihre Aufgaben erfüllen können Nahrung, Sauerstoff und ein wässriges Milieu. Diese flüssige Umgebung ermöglicht es den Zellen, Abfallstoffe auszuscheiden und über das Blut Sauerstoff und Nährstoffe aufzunehmen.

EINFACH:

Jeder Zelle steht die gesamte genetische Erbinformation zur Verfügung. Eine Zelle aktiviert nur den Teil davon, den sie zur Erfüllung ihrer speziellen Aufgabe benötigt. Alle anderen Erbinformationen ruhen. Damit eine Zelle gesund und funktionsfähig bleibt, versorgt sie sich mit Nahrung und Sauerstoff und entsorgt die Abfälle.

VISUALISIERUNG:

Stellen Sie sich eine Zelle als einen mit Flüssigkeit gefüllten Beutel vor. Die Beutelhülle ist die Membran, die die Zelle zusammenhält und die gleichzeitig durchlässig ist, damit Nährstoffe und Sauerstoff in die Zelle dringen können. Im Inneren der Zelle entdecken Sie winzige Proteinkörperchen, die für ihre Stabilität sorgen. Sehen Sie die Zelle eingebunden in ein Feld von anderen Zellen, die zusammen wie viele Bauklötzchen Ihren Körper bilden. Erleben Sie auf Zellebene diese großartige Einrichtung der Natur, Ihren Körper.

Wie sieht das Innere einer Zelle aus?

Unsere Gene befinden sich im Inneren der Zelle, im Zellkern. Dieser ist für die Regulierung und Steuerung aller Prozesse, die in der Zelle stattfinden, zuständig: Zellteilung, Nährstoffverwertung, Herstellung von Proteinen, Reparatur und Abfallentsorgung. Die Zelle hat eine hochkomplexe Struktur. Auf engstem Raum finden wir völlig unterschiedliche Bereiche mit

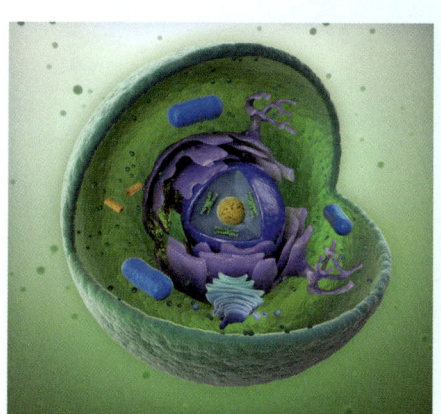

vielfältigen Aufgaben, die zusammen ein funktionierendes Ganzes bilden.

EINFACH:

In der Zelle befinden sich viele Räume mit Spezialaufgaben. Der Zellkern, die Steuerungszentrale, sitzt im Zentrum. Außerdem gibt es eine Proteinfabrik, eine Packstation, eine Recyclingstelle, einen Energieversorger sowie Reinigungs-, Reparatur- und Wartungseinheiten. Jede Zelle ist 24 Stunden, also rund um die Uhr, in Betrieb.

VISUALISIERUNG:

Stellen Sie sich Ihre Zelle als ein weitläufiges Haus mit vielen Räumen und hochkompetentem Personal vor. Der zentrale Raum ist der Zellkern. Hier befinden sich die Bibliothek mit Unmengen von genetischen Informationen sowie ein Cockpit zur Steuerung der Zellaktivitäten. Erleben Sie die einzelnen Räume, in denen viele Helfer zugange sind. Lassen Sie in Ihrer Vorstellung Bilder dazu entstehen, wie die Bereiche Nährstoffversorgung, Sauerstoffzufuhr, Reinigung, Reparatur, Energieversorgung und Recycling aussehen könnten.

Was ist die DNA?

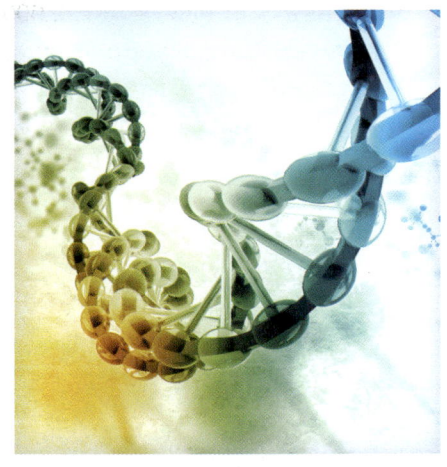

DNA ist die uns geläufige, englische Abkürzung für »Desoxyribonukleinsäure«. Oft hört man auch die deutsche Form, DNS. Ihre Bestandteile sind Zucker und Phosphorsäure sowie vier verschiedene Basen, mit denen unsere gesamte genetische Information, der Bauplan unseres Körpers, verschlüsselt ist. Jede einzelne Körperzelle enthält eine vollständige Kopie des Bauplans. Darüber hinaus enthält die DNA Anweisungen zur Herstellung von Proteinen, die die Zelle für ihre Aufgaben benötigt. Es handelt sich dabei um Konstruktionsanweisungen und Aufgabenbeschreibungen.

Die DNA liegt sicher aufbewahrt und geschützt im Zellkern. Sie gleicht einem hauchdünnen in sich gedrehten Faden mit kleinen Perlen. Die verschiedenen Merkmale und Funktionen des Körpers sind jeweils auf einem eigenen separaten Abschnitt dieses DNA-Fadens gespeichert.

EINFACH:

Wir können uns unser gesamtes Erbgut als eine gigantische Bibliothek vorstellen. Die Substanz, aus der die Bücher bestehen, ist die DNA. Der Inhalt eines jeden Buches entspricht einem Gen. Insgesamt gibt es ca. 20.000 Bücher. In diesen Büchern sind lebensnotwendige Anleitungen zur Produktion von Proteinen. Der gesamte Inhalt der Bibliothek ist unser genetisches Gesamtpaket, das auch Genom genannt wird.

VISUALISIERUNG:

Gehen Sie ins Innere der Zelle, in den Zellkern, und besuchen Sie dort die große Bibliothek. Staunen Sie über die Unmengen an Büchern, die Sie dort vorfinden. Alle diese Bücher sind auf Ihrer DNA, einem hauchdünnen Perlenfaden gespeichert. Dieser Faden ist stabil und von bester Qualität. Entwickeln Sie ein farbenfrohes und lebendiges Bild von diesem so lebenswichtigen Faden. Im Zellkern wird er sicher und geschützt aufbewahrt. Spüren Sie den Schutz und die Geborgenheit, die dieser Ort ausstrahlt.

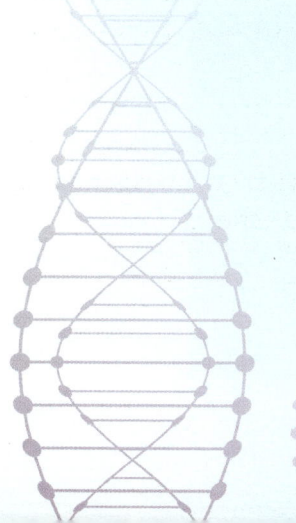
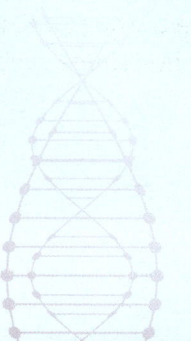

Was ist die RNA?

RNA bedeutet »Ribonukleinsäure«. Die RNA sieht aus wie ein geschwungenes Band mit kleinen Noppen. Während die DNA das Erbgut speichert, ist die RNA für das Umschreiben und Übersetzen dieser gespeicherten genetischen Informationen zuständig.

Die RNA ist ein Boten-Molekül. Möchte eine Hautzelle beispielsweise Kollagen herstellen, ruft sie die benötigten Gene der DNA ab und erstellt von diesen Anleitungen eine RNA-Kopie. Die RNA bringt als Botenmolekül diese Information in die Proteinfabrik der Zelle, wo sie als Vorlage für die Herstellung des benötigten Kollagens dient. In der Proteinfabrik wird das Kollagen exakt nach der genetischen Originalvorlage aus kleinsten Eiweißbestandteilen, den Aminosäuren, zusammengebaut.

Gene sind lebenswichtig, deshalb wird nie mit der Originalanleitung gearbeitet, sondern immer eine Kopie in Form des RNA-Moleküls erstellt. Dieses Molekül ist nicht nur Bote, es hat auch die Fähigkeit, die genetische Anweisung in die Sprache der Proteine zu übersetzen. Die Gene verlassen nie den geschützten Zellkern, während sich die RNA frei in der Zelle bewegt.

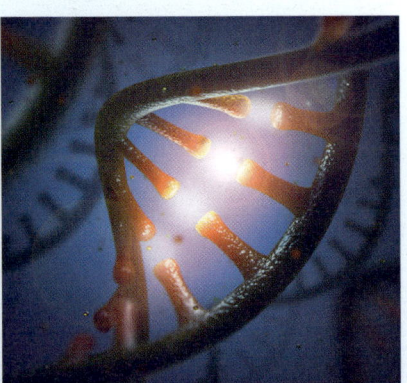

EINFACH:
Die RNA ist der Bote, der genetische Bauanleitungen im Zellkern kopiert, diese in die Sprache der Proteine übersetzt und in die Proteinfabrik der Zelle bringt.

Imaginieren Sie die RNA als einen farbigen Strang, und beobachten Sie, wie er sich ganz mühelos wie eine Lichtwelle oder eine Luftschlange in der Zelle bewegt. Dieser Strang klopft beim Zellkern an und wird sofort ins Allerheiligste der Zelle hineingelassen. Dort kopiert er die notwendige Information als kleine Kugeln auf seinen farbigen Strang. Mit dieser Information bewegt er sich zur Proteinfabrik der Zelle und liefert dort in verständlicher Sprache die Bauanleitung ab. Bewundern Sie seine außergewöhnliche Fähigkeit, zu kopieren und zu übersetzen.

Was ist ein Gen?

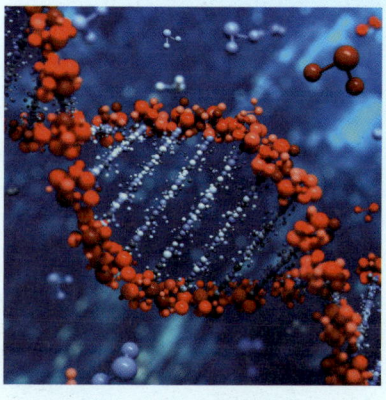

Gene sind Informationsträger, die in verschlüsselter Form unsere Erbanlagen in sich tragen. Sie enthalten Informationen für die Zellen, wie den Bauplan des Körpers (Wie soll der Körper aussehen?) und die Betriebsanleitung (Wie funktioniert der Körper?). Aufgrund dieser Informationen entstehen grüne Augen, Enzyme werden gebildet oder Muskelgewebe entsteht. Über die Gene wird unser Erbgut von Generation zu Generation weitergegeben.

Ein Gen ist ein winziger Abschnitt auf der DNA, eine Einheit, die genetische Teilinformationen zur Herstellung eines bestimmten

Proteins enthält. Je nach Gen kann es sich um einen größeren oder kleineren Abschnitt der DNA handeln.

Proteine erzeugen die in den Genen beschriebenen Merkmale. Aussehen und Funktion des Körpers sind also von Proteinen abhängig. Proteine transportieren Stoffe, lösen chemische Prozesse aus und erkennen Signale. Sie sind Schwerstarbeiter und haben vielfältige Funktionen im Körper.

Proteine sind z.B. das Kollagen in der Haut oder der Blutfarbstoff Hämoglobin. Es gibt Baupläne für Proteine, für die Farbe unserer Augen, unseren Körperbau, die Bildung von Nierenzellen oder die Funktion der Nervenzellen. Aus all diesen Bauplänen zusammen geht unser individueller Körper hervor.

EINFACH:

Gene sind Baupläne mit Anleitungen zur Produktion von Proteinen. Diese Anleitungen gleichen dem raffinierten Rezept eines 5-Sterne-Kochs. Mithilfe dieser Rezepte stellen die Hautzellen große Mengen Keratin her, die Muskelzellen produzieren kontraktile Proteine, die Beweglichkeit bewirken, und die Nierenzellen erzeugen Proteine, die Wasser transportieren. Proteine sind Bausteine für Enzyme, Hormone, Gerüsteiweiße, Antikörper oder für die Blutgerinnung.

VISUALISIERUNG:

Stellen Sie sich einen Bauplan vor, der eine detaillierte Anweisung darüber enthält, welches Protein erzeugt werden soll. Suchen Sie sich eine Muskelzelle aus, und visualisieren Sie den ihr zugrunde liegenden Bauplan. Sie können sich eng beschriebene Seiten, chemische Formeln oder aneinandergereihte bunte Perlen vorstellen. Finden Sie ein Bild, das Ihnen angenehm ist.

Was sind Chromosomen?

Das Wort »Chromosom« bedeutet »Farbkörper«. Jeder Mensch hat in jeder seiner Zellen 46 Chromosomen, jeweils 23 von Mutter und Vater. Zu jeder genetischen Information gibt es also zwei Gene, eines von der Mutterseite und eines von der Vaterseite. Welches Gen die Führung hat, ist von verschiedenen Faktoren abhängig.

Chromosomen bestehen aus aufgewickelten, zusammengeknäuelten DNA-Fäden. Das Aufwickeln ist notwendig, damit eine möglichst kompakte Form entsteht. Ihre äußere Gestalt erinnert an ein X. Die meiste Zeit schwebt unsere DNA frei durch den Zellkern, nur für die Zellteilung nimmt sie diese x-ähnliche Form an. Bei der Zellteilung werden die Chromosomen kopiert. Damit hat sowohl die alte als auch die neue Zelle die gleichen 23 Chromosomenpaare, die unsere Erbanlagen in sich tragen.

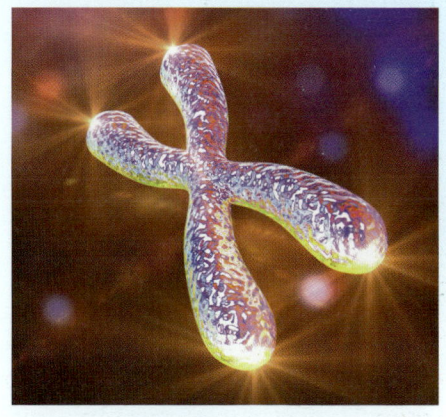

EINFACH:
Chromosomen sind unsere Erbinformationen in gebündelter Form. Unsere gesamte Erbinformation ist auf dem Faden der DNA gespeichert. Zur Bildung von Chromosomen teilt er sich in 46 Fäden. Jeder Faden wird zusammengeknäuelt. Dieses Fadengewirr sieht aus wie ein großes X. Durch die Verdichtung ist es

möglich, die Erbinformationen zu kopieren und sie damit nach der Zellteilung auch der neuen Zelle zur Verfügung zu stellen.

VISUALISIERUNG:

Beginnen Sie damit, die DNA als einen in sich gedrehten, beweglichen Faden mit bunten Perlen zu visualisieren. Vor der Zellteilung wird der Faden in 46 Teile geschnitten. Nehmen Sie eines dieser Fadenstücke, und knäueln Sie es so zusammen, dass daraus die Form eines großen X entsteht. Jetzt haben Sie ein Chromosom vor Ihrem geistigen Auge. Formen Sie ein weiteres Chromosom, und bilden Sie zusammen mit dem ersten ein Paar in Form eines Doppel-X. Damit haben sie Baupläne für bestimmte Merkmale von Vater und Mutter zusammengebracht, die jetzt kopiert werden können. Machen Sie ein Chromosom rosa und das andere blau. Wenn Sie jetzt dem blauen Chromosom die Führung überlassen, sehen Sie, wie bei diesem Chromosomenpaar die Erbinformation des Vaters dominiert.

Um sich ein Gen vorzustellen, schneiden Sie von dem langen DNA-Perlenfaden nur ein winzig kleines Stückchen ab. Mit diesem kleinen Stückchen halten Sie ein Gen in der Hand.

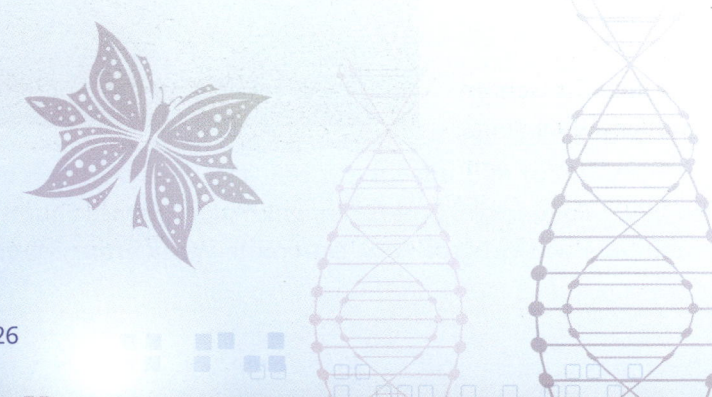

Was ist ein Genom?

Das Genom ist die Gesamtheit der vererbbaren genetischen Informationen eines Lebewesens, das in Form der DNA vorliegt. Das Genom jedes Menschen ist einzigartig.

Vermutlich sind wir alle aus einer Urzelle hervorgegangen, und dennoch sind wir Menschen höchst unterschiedlich in Aussehen, Verhalten und Prägung. Kein Mensch gleicht dem anderen. 99,9 % des Genoms sind bei allen Menschen gleich. Ein minimaler Unterschied von 0,1 % ist durch individuelle Genkombinationen entstanden, die es in dieser Form nur einmal gibt. Deshalb ist jeder Mensch einzigartig. Will man diese Einzigartigkeit anhand des genetischen Fingerabdrucks bestimmen, ist es unerheblich, welche Zelle man dafür nimmt, denn alle Zellen lagern im Zellkern das gleiche Genom.

EINFACH:
Wir Menschen sind uns ähnlicher, als es auf den ersten Blick scheint, und doch so verschieden, denn das Genom eines jeden Menschen ist einzigartig.

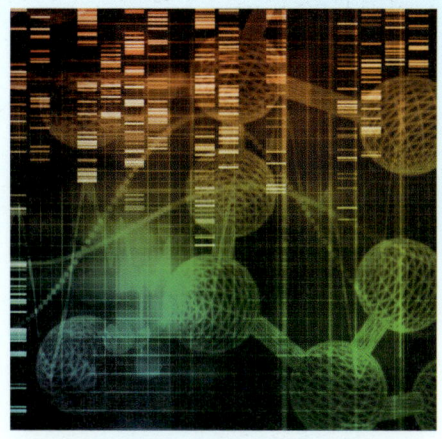

VISUALISIERUNG:
Stellen Sie sich Ihr Genom als Ihr individuelles genetisches Gesamtpaket vor, das aus einem sehr langen Faden mit vielfarbigen Perlen besteht. Nehmen Sie andere Menschen mit in dieses Bild hinein,

und konzentrieren Sie sich auf die Ähnlichkeiten, die sie miteinander verbindenden, diese 99,9 %. Erkennen Sie, wie ähnlich sich die Menschen trotz ihrer Unterschiedlichkeit sind, und genießen Sie die Gemeinsamkeiten des Menschseins.

Konzentrieren Sie sich nun auf den individuellen Teil, der Sie als Mensch einzigartig macht, den es nur einmal in dieser Welt gibt. Genießen Sie Ihre Individualität.

Was ist Vererbung?

Unter Vererbung versteht man die Weitergabe von Informationen an kommende Generationen. Diese Informationen können bei den Nachkommen ähnliche Merkmale und Eigenschaften wie bei den Vorfahren hervorbringen.

Ob wir Mamas braune Augen oder Papas Locken haben, hängt nicht nur von den Genen ab, sondern auch davon, welche Genabschnitte bei der Verschmelzung von Ei- und Samenzelle miteinander kombiniert wurden. Dies geschieht nach dem Zufallsprinzip. Die erste Zelle eines neuen Wesens entsteht, die wiederum 23 Chromosomenpaare hat. Diese Zelle teilt sich immer wieder, bis schließlich ein neuer Mensch entsteht, der genetisch niemals mit einem anderen Menschen identisch sein, jedoch einem Menschen ähnlich sehen kann. Im Laufe seines Lebens lüftet sich dann für ihn sichtbar das Geheimnis, welche Erbanlagen in ihm angelegt sind.

EINFACH:

Aus 46 Informationsbündeln zu Bau und Funktion von Zellen, je 23 von Mutter und 23 vom Vater, entsteht ein neues Wesen – das Wunder des Lebens!

VISUALISIERUNG:

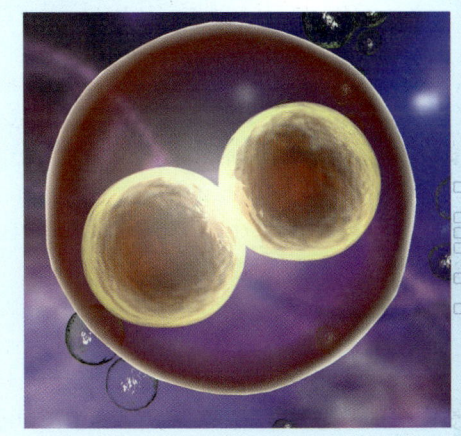

Stellen Sie sich vor, dass bei der Befruchtung zwei Energiekörper mit all ihren Informationen einander umschwärmen, miteinander tanzen und schließlich verschmelzen. Das neue Wesen, das daraus entsteht, ist eine große Wundertüte voller Überraschungen. Lassen Sie sich von dieser Idee inspirieren.

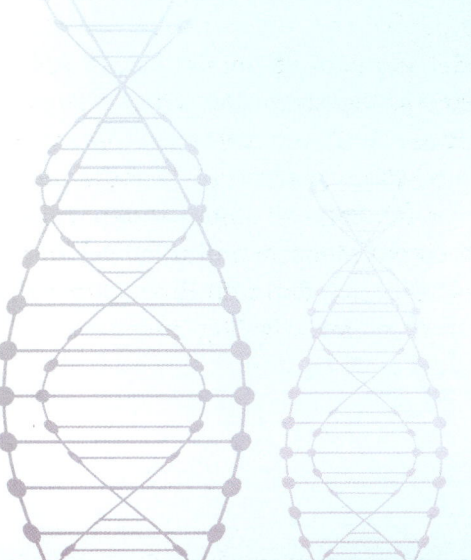

Die Welt der Epigenetik

Seit vielen Jahren arbeite ich als Heilerin mit Menschen an genetischen Themen. Mein Ansatz war schon immer, dass wir Einfluss auf die Gene haben und dass sich mit jeder Heilung unsere Gene »verändern«. Diese Aussage wurde von meinen Klienten in der Regel mit einem mehr oder minder zweifelnden Gesichtsausdruck zur Kenntnis genommen. Doch bei vielen von ihnen hat sich trotz anfänglicher Skepsis nach unserer Arbeit viel Positives getan.

Im Rahmen der Recherchen zu diesem Buch öffnete sich mir die Welt der Epigenetik. Hier fand ich äußerst hilfreiche Erkenntnisse, die den wissenschaftlichen Hintergrund lieferten für meine schon lange bestehende Sichtweise, dass wir Einfluss auf unsere Gene haben.

Lange Zeit glaubte man, wenn die Gene des Menschen entschlüsselt seien, dann hätte man den Schlüssel zur Heilung vieler Krankheiten gefunden. Das hat sich leider als Trugschluss erwiesen. Das menschliche Genom ist weitgehend entschlüsselt, und wir suchen weiter nach Antworten auf Fragen wie: Warum kann unser Körper verschiedene Typen von Zellen bilden, obwohl alle Zellen identische Genome haben? Woher weiß eine Muskelzelle, dass sie Muskelzellinfomationen abzulesen hat und keine Nervenzellinformationen? Warum bekommt bei eineiigen Zwillingen der eine Diabetes und der andere nicht, obwohl sie exakt das gleiche Genom haben? Was ist die Ursache dafür, dass ein bestimmtes Gen aktiv wird? Diese Fragen führen uns in die spannende Welt der Epigenetik.

Um in die Epigenetik einzutauchen, ist es von Vorteil, wenn Sie sich gleich und endgültig von diesem alten Dogma verabschieden: »Unsere Gene sind starr und unveränderbar, und sie sind wie Roboter, die unbeeindruckt von allem Geschehen ihre Arbeit verrichten.« Diese Haltung ist völlig überholt und hat keinen praktischen Nutzen. Verinnerlichen Sie stattdessen die Idee: »Ich habe Einfluss auf meine Gene. Es gibt Wege zu umfassender Gesundheit und einem kraftvollen Umgang mit meinen Genen. Ich übernehme ab sofort das Steuerrad!«

Grundsätzlich hat jede Sichtweise ihre Daseinsberechtigung, weil sie uns einen Erfahrungsspielraum eröffnet. Gleichzeitig ist es nur ein Spielraum, ein Ausschnitt der gesamten Wirklichkeit, und eine andere Sichtweise kann für Sie größere Chancen und mehr Nutzen beinhalten. Die Frage ist immer: Was gewinnen Sie dabei?

> Je mehr Gewinn eine Sichtweise für Sie hat, desto schneller und entschlossener sollten Sie sein. Sie haben nichts zu verlieren!

Was ist Epigenetik?

Die Epigenetik ist ein junger Forschungszweig der Biologie und beschäftigt sich mit dem Zusammenspiel von Genen und Umwelt. Was prägt uns stärker: Gene oder Umwelt? Darauf gibt es keine pauschale Antwort. Gene und Umwelt beeinflussen sich gegenseitig. Unsere Gene sind unsere Grundausstattung, und unser Lebensumfeld und unsere Reaktion darauf haben großen Einfluss, in welcher Weise wir diese genetische Grundausstattung nutzen. Die Epigenetik beschäftigt sich mit dem spannenden Thema der Genregulation. Sie setzt sich mit Fragen auseinander wie: Was beeinflusst die Aktivität eines Gens? Wer steuert diesen Prozess?

Epigenetiker untersuchen in diesem Zusammenhang, welche Muster, Gene auf eine bestimmte Weise zu aktivieren, in uns vorhanden sind und möglicherweise von vorherigen Generationen übernommen wurden. Es geht dabei nicht um Mutation. Die Epigenetik will mehr über den Zusammenhang zwischen Lebensstil bzw. Lebensumfeld und der Aktivierung bestimmter Gene erfahren. Ziel der Epigenetik ist es, zu entschlüsseln, wie das Potenzial unserer Gene zum Wohle unserer Gesundheit genutzt werden kann und wie wir sinnvolle Gesundheitsvorsorge betreiben können.

EINFACH:

Die Epigenetik erforscht nicht, welche Bücher in unserer Gen-Bibliothek stehen, sondern sie beschäftigt sich damit, warum welches Buch zu welchem Zeitpunkt und wie lange aufgeschlagen und damit gelesen wird. Sie erforscht, warum welche Bücher besondere Beachtung finden, während andere ignoriert werden. Sie sucht 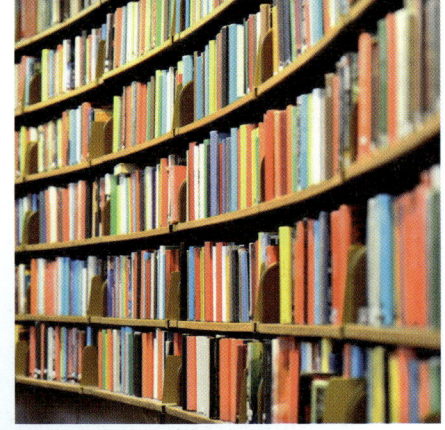 Verbindungen zu Aktivierungsmustern unserer Vorfahren. Diese Erkenntnisse sind sehr nützlich, sie helfen uns, die Aktivität unserer Gene zu beeinflussen.

Gehen Sie wieder ins Innere Ihrer Zelle, in den Zellkern, und besuchen Sie dort die große Bibliothek – Ihre DNA. Mit einer großen Lupe untersuchen Sie einige Bücher. Dabei entdecken Sie auf der Außenseite der Bücher »unsichtbare« Schalter. Wenn ein Schalter gedrückt wird, kann das dazugehörige Buch aufgeschlagen und die Geninformation abgerufen werden. Ist der Schalter ausgeschaltet, bleibt das Buch verschlossen, und das darin enthaltene Gen ist nicht zugänglich. Entwickeln Sie in sich eine große Neugierde, herauszufinden, was die unsichtbare Steuerungsinstanz ist, die über das Einschalten dieser »unsichtbaren« Schalter entscheidet. Vielleicht haben Sie schon eine Idee?

Was ist Genregulation?

Aus dem vorangegangenen Kapitel wissen Sie, dass ein Gen ein kleiner Abschnitt der DNA ist, der den Bauplan für ein bestimmtes Protein enthält. Dieser Bauplan ist festgelegt, nicht aber in welchem Umfang und in welcher Weise dieses Gen aktiviert wird. Ein Gen wird durch Signale in Form von biochemischen Informationsträgern aktiviert, den Epigenomen. Diese Signale kommen entweder von der Zelle selbst, vom Körper oder aus der Umwelt. Damit gelingt es unserem Organismus, flexibel auf äußere Umstände zu reagieren und unser starres Erbgut ständig an Veränderungen im Umfeld anzupassen. Solche Anpassungen, flexibel und in kurzer Zeit, sind wichtig für unser Leben und Überleben in der Welt, sie sind lebensnotwendig.

EINFACH:

Das Regulieren der Genaktivität ist eine weise Einrichtung der Natur. Die Welt ist permanent in Bewegung, deshalb brauchen wir Lebewesen Beweglichkeit, auch im Bereich der Gene. Aus diesem Grund können wir Gene an- und abschalten, anders ausgedrückt: regulieren.

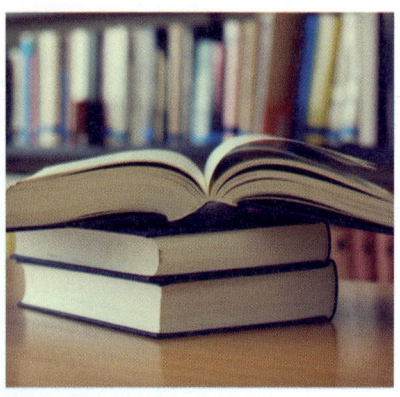

VISUALISIERUNG:

Das Epigenom »spielt« mit den Büchern Ihrer Bibliothek, es macht Ihre Bibliothek lebendig und passt sie verschiedensten Bedürfnissen an. Imitieren Sie nun die Genregulation im Körper eines Kindes im Mutterleib. Gehen Sie im Geiste in die Bibliothek der Gene. Sie sehen dort, aufgeschlagen auf einem Tisch, mehrere Bücher, die mit der Ausbildung und dem Heranreifen von Organen zu tun haben. Nun stellen Sie sich vor, dass der Zeitpunkt der Geburt immer näher rückt. Sie können beobachten, wie die zuvor aufgeschlagenen Bücher geschlossen werden und Bücher der Geburtsvorbereitung geöffnet werden. Mit diesem Prozess haben Sie die Genregulation simuliert. Am Bestand und am Inhalt Ihrer Bücherei hat sich nichts verändert.

Was ist ein Epigenom?

»Epi« bedeutet »über«, »oberhalb«. Epigenome sind kleine Moleküle, die sich auf den Genen oder in deren Nähe befinden und die Steuerung der Aktivität dieser Gene in der Hand haben. Sie steuern, welche Zelltypen entstehen, und helfen der Zelle, aus der Fülle an Geninformationen diejenigen abzulesen, die sie für ihre Spezialaufgabe braucht. Sie geben einer Zelle Identität und Struktur.

Epigenome können das Ablesen von Genen blockieren oder fördern. Damit verhindern sie Chaos im Körper. Stellen Sie sich vor, in einer Leberzelle wären alle Gene gleichzeitig aktiv. Das hätte zur Folge, dass in dieser Zelle neben Leberzellen gleichzeitig auch noch Muskel-, Nerven-, Haut- und Gewebezellen produziert würden.

Schauen wir uns die Funktion der Epigenome bei der Entwicklung eines neuen Menschen an:

Nach der Befruchtung teilt sich die Eizelle. Bis zum Stadium von ca. 8 Zellen sind alle diese Zellen noch in der Lage, einen kompletten Organismus hervorzubringen. Danach beginnt der Einsatz der Epigenome, die dafür sorgen, dass sich die Zellen strukturell und funktionell spezialisieren, um je eine feste Funktion zu übernehmen, das nennt man »Zelldifferenzierung«.

Neben der Spezialisierung der Zellen haben die Epigenome die wichtige Aufgabe, unsere Genaktivität flexibel an unsere äußeren Lebensumstände und unseren Lebensstil anzupassen. Die Epigenome wollen unseren genetischen Bauplan auf die beste Weise umsetzen. Diese Umsetzung beeinflusst, wie wir auf

Faktoren reagieren, die unser Leben ausmachen, wie Nahrung, Stress, Schadstoffe, Lebensereignisse, Therapien, Sport und vieles mehr. Jede Reaktion auf eine dieser Faktoren führt zu biochemischen Prozessen in den Zellen, die die Aktivität von Genen verändert.

Das Epigenom reagiert entweder spontan und flexibel auf diese Faktoren oder es arbeitet mit gespeicherten Aktivierungsmustern. Diese Muster können die Zellen, wenn sie sich teilen, gemeinsam mit dem Bauplan weitergeben. Das Epigenom ist ein Schalter mit einer Art Langzeitgedächtnis. Es speichert das Aktivitätsmuster eines Genes. Diese Art der Markierung ist chemisch sehr stabil, kann aber dennoch wieder rückgängig gemacht werden. Das Epigenom bleibt dadurch flexibel und kann jederzeit auf Veränderungen reagieren.

EINFACH:

Die Epigenome sind die Verbindungsstelle zwischen unserem Erbgut, unserem Körper und unseren Lebensumständen. Ihre Aktivität ist das Resultat unserer Lebensweise und unserer Reaktionen auf Umweltfaktoren. So kann ein Epigenom festlegen, ob eine Zelle schnell oder langsam altert und empfindlich oder abgestumpft reagiert.

Ein Epigenom ist wie ein Schalter, der ein Gen ein- oder ausschalten und über einen Regler die Intensität seiner Aktivität bestimmen kann. Auf der DNA, unserem Perlenfaden, sind Tausende dieser Schalter vorhanden. Epigenome haben auch die Fähigkeit, Gene leichter ablesbar zu machen oder stillzulegen. Alles, was unser Leben ausmacht, hat Einfluss auf die Tätigkeit unserer Epigenome. Darüber hinaus verfügen manche Epigenome über eine Art Chip, der dauerhaft dafür sorgt, dass ein Gen immer auf eine bestimmte Weise abgelesen wird.

VISUALISIERUNG:

Zuerst stellen Sie sich in Ihrer Fantasie vor, wie ein Epigenom, dieser Schalter auf ihrer Perlenschur (DNA), aussehen könnte. Sieht er aus wie ein Lichtschalter, oder hat er eine andere Form? Welche Ideen und Bilder kommen Ihnen dazu in den Sinn? Legen Sie damit das Aussehen des Schalters fest.

Gehen Sie in die Bibliothek Ihrer Gene. Nehmen Sie intuitiv das Buch zur Hand, in dem das Rezept für die Produktion von Kollagen in der Haut verzeichnet ist. Sie sehen auf der Oberfläche dieses Buches den von Ihnen konzipierten Schalter. Stellen Sie fest, wie Sie erkennen können, dass der Schalter angeschaltet ist. Schließlich produziert Ihre Haut ja ständig Kollagen.

Nehmen Sie dann intuitiv das Buch über die Anweisung zur Produktion des Wehenhormons Oxytocin zur Hand. Visualisieren Sie auch auf diesem Buchdeckel den epigenetischen Schalter, und entdecken Sie, wie Sie erkennen, dass dieser Schalter ausgeschaltet ist. Es sei denn, Sie liegen gerade in den Wehen.

Greifen Sie intuitiv noch zu einem dritten Buch. Darin ist das Rezept für die Produktion von Östrogen, dem weiblichen Sexualhormon, das in geringen Mengen auch von Männern produziert werden kann, enthalten. Sie sehen schon auf den ersten Blick den Schalter und stellen dieses Mal fest, dass dieser einen Regulationsmechanismus hat, der die Aktivität dieses Gens steigern oder reduzieren kann.

Womit arbeiten die Epigenome?

Die Arbeitsmittel der Epigenome sind chemische Markierungen in Form von Methyl- oder Acetylresten. Das Anheften oder Ablösen dieser kleinen Moleküle an der DNA hat das Ein- oder Ausschalten von Genen zur Folge. Methylreste bewirken, dass bestimmte Gene nicht mehr abgelesen werden können, während Acetylreste das Ablesen vereinfachen. Diese winzigen Aufkleber sind die Schalter, die

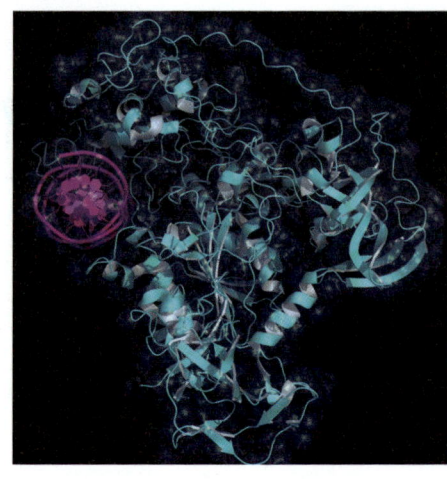

das Gen an- oder abschalten. Es gibt nicht nur Ruhe oder Vollgas, es geht auch um die Feinabstimmung, die Intensität der Genaktivität.

Die drei wichtigsten Arbeitsmittel:

⤚ **Methylierung:** Methylgruppen docken durch Enzyme unmittelbar am DNA-Strang an und verhindern damit, dass ein bestimmter Abschnitt der DNA abgelesen werden kann. So wird ein Gen ausgeschaltet. Eine Markierung entsteht, die später wieder entfernt werden kann.

Diese Markierungen werden von einer Zellgeneration auf die nächste übertragen. Damit wird sichergestellt, dass beispielsweise in der Leber nur Leberzellen entstehen und das Organ zuverlässig seine Aufgaben erfüllt.

- **Histon-Acetylierung:** Histone sind Proteine, die für das »Aufwickeln« der DNA verantwortlich sind. Ganz aufgewickelt wäre der DNA-Strang einer Zelle zwei Meter lang. Damit dieser Strang in den winzigen Zellkern passt, muss er weise verpackt werden. Dies geschieht durch geschicktes Falten und Wickeln. Je nachdem, wo sich ein Gen in diesem Knäuel befindet, kann es leicht oder gar nicht abgelesen werden. Die Histone helfen, den DNA-Strang zu lockern, damit Gene, die sich an unzugänglichen Stellen befinden, zugänglich werden. Durch den permanenten Austausch mit der Außenwelt ist die Verpackung der Gene stetiger Veränderung unterworfen.
- **Micro-RNA:** Die Micro-RNA verhindert, dass schon übersetzte Gene abgelesen und als Produktionspläne für Proteine verwendet werden.

EINFACH:

Die Arbeitsmittel des Epigenoms sind chemische Markierungen. Mit diesen Markierungen werden der Schalter eines Gens ein- oder ausgeschaltet, der Weg bereitet, damit Gene auf dem aufgewickelten DNA-Faden leicht zugänglich sind oder die laufende Produktion eines Gens verhindert.

VISUALISIERUNG:

Bringen Sie vor Ihr geistiges Auge ein Buch aus Ihrer Genbibliothek. Nehmen Sie den Schalter ins Visier, und stellen Sie sich vor, wie ein Lichtfunke auf diesem Schalter Platz nimmt und ihn aktiviert. Kurze Zeit später löst sich der Funke auf, und der Schalter schaltet sich ab. Das ist der Prozess der Methylierung.

Stellen Sie sich nun ein x-förmiges Chromosom vor. Betrachten Sie, wie eng der Perlenfaden Ihrer DNS darin verpackt und verwickelt ist. Erforschen Sie, welche Bereiche dieses Fadens zugänglich sind und welche nicht. Visualisieren Sie nun eine chemische Markierung in Form eines Lichtfunkens, der an einer unzugänglichen Stelle andockt. Sofort bemerken Sie, wie sich der Faden bewegt und eine unzugängliche Stelle nach außen rückt. Das ist der Prozess der Acetylierung.

Was bewirkt, dass ein Gen aktiv wird?

Gene führen kein isoliertes Eigenleben, sie werden im Zusammenspiel mit dem Umfeld aktiv, und ihre Aktivität wird kontinuierlich reguliert. Es gibt Gene, die ihre Aktivität oft variieren, wie die Gene zur Blutzucker- oder Hormonregulation, und andere Gene, wie die für die Muttermilchproduktion, die nur selten aktiv sind.

Jeder Gedanke, jede Emotion, jedes Erlebnis zieht eine chemische Veränderung in Gehirn und Körper nach sich und löst Genaktivität aus.

EINFACH:

Wir Menschen sind uns genetisch sehr ähnlich. Unser Erbgut ist festgeschrieben, doch wie aktiv einzelne Teile davon sind, darauf können wir Einfluss nehmen. Alle unsere Lebenserfahrungen, unser Lebensstil und Lebensumfeld bestimmen die Aktivität unserer Gene. Damit prägen wir unsere Individualität.

VISUALISIERUNG:

Spielen wir in Ihrem Bilderkino das Spiel »Genaktivität«: Stellen Sie sich vor, Sie begegnen beim Spaziergang einer großen Dogge, die Sie anknurrt und nun Zähne fletschend vor Ihnen steht. Der Besitzer ist nicht in Sicht. Sie geraten in Panik und aktivieren damit sofort den Schalter des Gens, das Noradrenalin produziert. Dadurch bekommen sie einen klaren Kopf und nehmen Ihre Beine in die Hand. Sie bringen sich in Sicherheit, atmen tief durch, und damit wird dieses Gen wieder stumm geschaltet. Ihre Freude darüber, dass Sie dieses Abenteuer bestanden haben, aktiviert den Schalter des Gens, das für die Dopaminproduktion zuständig ist – Dopamin gilt im Volksmund auch als Glückshormon.

Fazit

Ein sehr kleiner Teil der heute vorkommenden Erkrankungen fällt in die Kategorie »Erbkrankheiten«. Alle großen Volkskrankheiten werden im Allgemeinen durch unsere Lebensweise und unsere Betrachtung des Lebens begünstigt. Die Rolle der Gene wird häufig überbewertet. Krankheiten haben vielfältige Ursachen, sie sind die Summe von allem, was wir tun, denken, fühlen und dessen Auswirkung auf die Aktivität unserer Gene. Unser Erbgut besteht aus starren Bauplänen. Wir entscheiden mit, wie diese umgesetzt werden und ob wir sie für unsere Gesundheit nutzen. Die Natur hat uns diese Flexibilität im Umgang mit unseren Genen eingeräumt: Wir können unsere Gene bewusst ein- und ausschalten.

Wir sind also keineswegs in einem starren Genkorsett gefangen. Im Gegenteil: Wir haben sogar die Verantwortung, dieses Korsett an unsere Bedürfnisse anzupassen. Dann engt es uns nicht mehr ein, sondern wird zu einer Stütze und einer Quelle für Gesundheit. Diese Verantwortung liegt in unserer Hand, und wir sollten sorgsam und bewusst damit umgehen. Wir geben nicht nur unsere Gene weiter, sondern auch, wie wir damit umgehen.

Mit dieser Haltung betreten Sie einen neuen Raum, einen Raum der Freiheit. Sie werden sich in diesem Raum schnell sicher fühlen und sich darin orientieren können. Die Natur hat uns durch die Epigenome mit großer Freiheit ausgestattet, nutzen wir diese Freiheit für unser Wohlergehen! **Freiheit ist kein Traum, im Gegenteil, sie ist gelebte Heilung!**

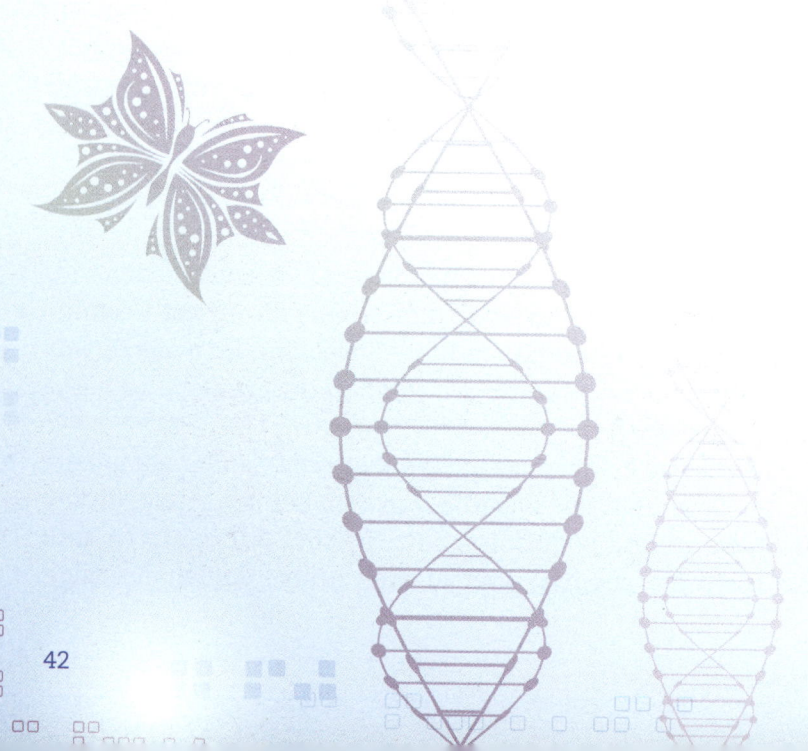

Genetische Selbstmeisterschaft

Beim Lesen der vorangegangenen Kapitel haben Sie erkannt, dass wir Einfluss auf die Aktivität unserer Gene haben. Vielleicht fragen Sie sich noch, wie dieses Einflussnehmen praktisch vor sich geht und ob Sie überhaupt dazu in der Lage sind.

Lassen Sie uns die Geschichte von Maui und dem König der Haie noch einmal näher betrachten: Maui verkörpert die Rolle, die wir in der Gensteuerung haben. Wir sind der aktive, starke Teil, der Ideen schmiedet und umsetzt. Die Hummer sind unsere Gene. Sie liegen in der Höhle im Zellkern. Die Haie sind unliebsame Lebensereignisse. Das Meer steht symbolisch für unseren Körper. Je nachdem wie wir mit unseren Lebensereignissen umgehen, verändern wir die Meereswellen und aktivieren eine günstige oder ungünstige Genaktivität. Die Menschen des Dorfes halten an dem überholten Gedankenmodell fest, dass wir unseren Genen hilflos ausgeliefert sind. Maui denkt anders da-

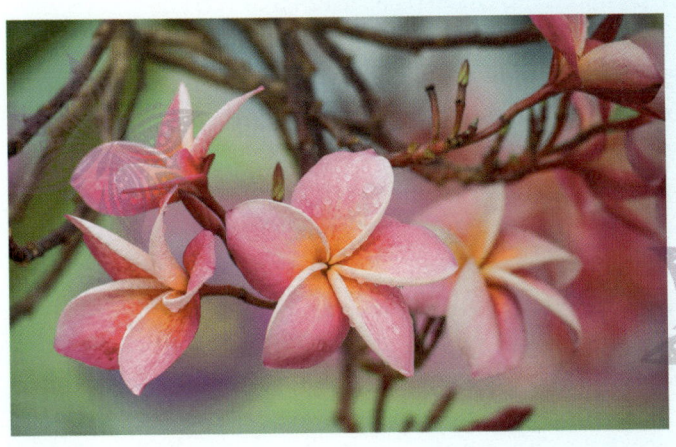

rüber, er glaubt daran, dass er eine belastende Situation verändern kann. Seine Talente unterstützt er mit wertvollem Wissen und betreibt aktive Heilung zum Wohle aller.

Jeder von uns hat das Recht auf eine eigene Sichtweise. Ob eine Sichtweise gut oder schlecht für uns ist, zeigt sich an deren Wirkung auf unser Leben. In diesem Buch arbeite ich nur mit Sichtweisen, die Sie handlungsfähig machen, Ihnen die Möglichkeit geben, Einfluss zu nehmen, und Ihre Gesundheit fördern – Ansätze, die sich in meiner Heilarbeit bewährt haben. Diese Ansätze sind Einladungen an Sie, damit zu arbeiten und die Modelle an Ihre individuellen Bedürfnisse anzupassen. Ich bin damit bisher gut gefahren, machen Sie Ihre Erfahrungen damit. Der folgende Ansatz zum Thema »Selbstmeisterschaft« ist sehr zweckmäßig, wenn Sie erfolgreich an der Steuerung Ihrer Gene arbeiten wollen.

Wie funktioniert Selbstmeisterschaft?

Im Huna gibt es die Idee der sich selbst regulierenden Persönlichkeit. Sie besagt, dass wir mit allem ausgestattet sind, was es braucht, um unser Leben zu meistern. Dieses wirksame Modell hilft uns dabei, Einfluss auf unser Verhalten und unsere Emotionen zu nehmen, uns als Mensch besser zu verstehen und uns leichter zu steuern.

Viele von Ihnen, haben die Aussage »Geist ist stärker als Materie« schon einmal gehört. Genau darum geht es bei dem genannten Modell. Doch was genau bedeutet das in Bezug auf uns selbst?

Vor langer Zeit entwickelten die Menschen im pazifischen Raum, weitab von der Zivilisation, ein psychologisches System, das sehr umfassend darstellt, wie wir Menschen ticken. Es hilft uns, uns besser zu verstehen, erleichtert den Umgang mit uns selbst und unterstützt uns dabei, natürliche Autorität und Souveränität auszustrahlen. Dieses System gliedert unser Selbst in drei Teilbereiche, die wir einzeln ansprechen können und die dennoch nur zusammen funktionieren:

- unser Bewusstsein, der freie Wille
- unsere Körperweisheit, inklusive unserem Unterbewusstsein
- unsere Seele und Lebensenergie

Diese drei Aspekte repräsentieren unser Selbst. Mein Selbst ist das gesamte Unternehmen »Susanne Weikl«. Damit dieses Unternehmen gut funktioniert, habe ich meinen freien Willen, mit dem ich z.B. entscheide, welche Worte ich beim Schreiben dieses Buches formulieren will, meine Körperweisheit, die Worte mithilfe der Computertastatur formt, und meine Seele, die mir die Energie gibt, meine Gedanken zu verwirklichen. Wenn alle gut zusammenarbeiten und sich als Partner verstehen, ist das Unternehmen »Susanne Weikl« erfolgreich, und ich bin in mir stimmig.

Was ist das Selbst?

Das Selbst sind wir als Ganzes, die Person, der Mensch, der wir sind, mit allen seinen Facetten. Es ist unser Wesen, unsere persönliche Identität, unsere Erinnerungen, unser Körper, unsere Gefühle, Erfolge, Rollen, Träume, unser Beruf, unsere Talente, Eigenschaften und Erfahrungen. Wir sind bewusst, d.h. lebendig und beseelt. Wir sind uns unserer Individualität und Einzigartigkeit bewusst, nehmen uns als Einzelwesen wahr und interagieren mit der Welt um uns herum.

BEWUSSTSEIN UND FREIER WILLE[1]

Unser Bewusstsein besteht aus unserem Verstand und unserem Vorstellungsvermögen. Beide Komponenten sind lebensnotwendig, und beide sollten wir gleichermaßen nutzen.

Die wichtigste Aufgabe des Bewusstseins ist es, den Körper zu führen, ihn anzuweisen und ihm klare Signale zu geben. Der Bewusstseinsaspekt unseres Selbst ist die Führungskraft – nicht unser Körper. Je eher wir das akzeptieren und leben, desto mehr sind wir Frau bzw. Herr in unserem Körper. Nicht umsonst hat uns das Universum mit einem freien Willen ausgestattet.

Oftmals sind wir lausige Führungskräfte. Wie oft höre ich: »Ich konnte die Übung nicht gut machen, ich war müde«, »Ich kann mich heute einfach nicht konzentrieren«, »Ich hatte so ein komisches Gefühl, deshalb habe ich es lieber gelassen.« Das sind Beispiele für Situationen, in denen wir unserem Körper die Führung überlassen. Wenn ich hingegen Führungskraft bin, sage ich zu meinem Körper: »Höre zu, ich will von dieser Übung

---

1 *In der Huna-Lehre »Lono« genannt.*

jetzt profitieren, also sei ganz wach«, »Hallo Körper, ich brauche jetzt deine ganze Konzentration, damit wir die Sache schnell bewältigen können«, »Okay, Körper, du zeigst mir ein komisches Gefühl, doch heute fühle ich mich der Situation gewachsen.«

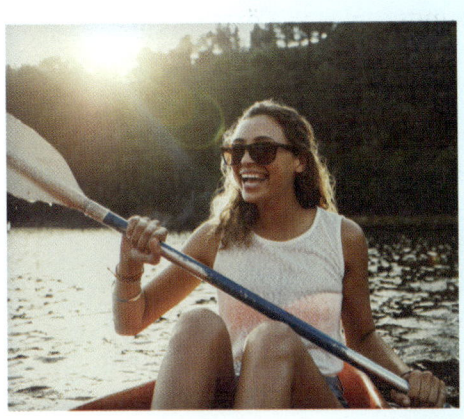

Wir entscheiden mit unserem freien Willen, wie wir jetzt gerade reagieren wollen. Wir können unserem Körper klare und verständliche Anweisungen geben, und er wird sie ausführen, wenn wir einen starken Willen an den Tag legen.

Als freier Wille kommunizieren wir mit dem Körper durch Sprache, Bilder, Handlungen, Rituale und Gedanken. Der große Pluspunkt unseres freien Willens ist, dass er sich vorstellen kann, was zukünftig möglich wäre, während für unseren Körper nur das möglich ist, was er schon einmal erlebt hat. Damit hat unser Bewusstsein die wunderbare Fähigkeit, völlig neue Gedanken und Erfahrungen zu initiieren, während unser Körper nur auf das zurückgreifen kann, was er schon kennt.

Wenn also Ihr Körper müde ist, zeigt er Ihnen nur das Muster: Gewöhnlich bin ich um diese Uhrzeit müde. Wenn Sie sich vorstellen können, jetzt nicht müde zu sein, wird Ihr Körper vital und aufmerksam die Übung ausführen. Sie selbst sind der freie Wille, der entscheidet!

KÖRPERWEISHEIT UND UNTERBEWUSSTSEIN[2]

Ihr Körper reagiert auf jeden Ihrer Gedanken und versteht ihn als Auftrag. Ihre Körperweisheit ist wie ein loyaler Butler, voller Hingabe, emsig, rechtschaffen und immer bemüht, Ihre Vorstellungen zu erfüllen. Ihr Körper erledigt alles automatisch: verdaut, atmet, tauscht Zellen aus, heilt Wunden, produziert die gewünschten Gefühle, führt Handlungen aus und erfüllt Ihre Regeln.

Ihr Körper verfügt über eine enorme Speicherkapazität, er erinnert sich an jedes Gefühl und jede Handlung. Aus diesen Erinnerungen heraus handelt er und entwickelt Verhaltensmuster. Diese Verhaltensmuster bleiben so lange gültig, bis Ihr freier Wille sie bewusst verändert. Das Handeln nach Mustern hat viele Vorteile, Sie müssen das Sprechen und Laufen nicht täglich neu lernen, können bewährte Strategien anwenden und angenehme Gefühlsreaktionen genießen. Das alles ist in Ihrem Unterbewusstsein gespeichert. Ihr Körper ist weder Ihr Gegenspieler, noch spielt er Ihnen Streiche. Er handelt einfach nach gespeicherten Mustern, wie ein Butler, der sich an einmal erteilte Richtlinien hält. Wenn eine Anweisung nicht umgesetzt wird, dann wissen Sie, dass Ihr Unterbewusstsein im Konflikt ist. Für Sie ist das ein klares Zeichen dafür, eine Richtlinie zu ändern und eine deutliche Anweisung zu geben. Dazu muss Ihnen der Konflikt bewusst und die Bereitschaft da sein, Ihren Körper zu lehren, sich jetzt und künftig anders zu verhalten. Das kann Geduld und Hartnäckigkeit erfordern, je nachdem, wie stark ein Muster ist. Wie bei einem Kind kann es manchmal dauern, bis sich ein Verhalten ändert. Doch mit Konsequenz und Klarheit schaffen Sie das!

....

2 *In der Huna-Lehre »Ku« genannt.*

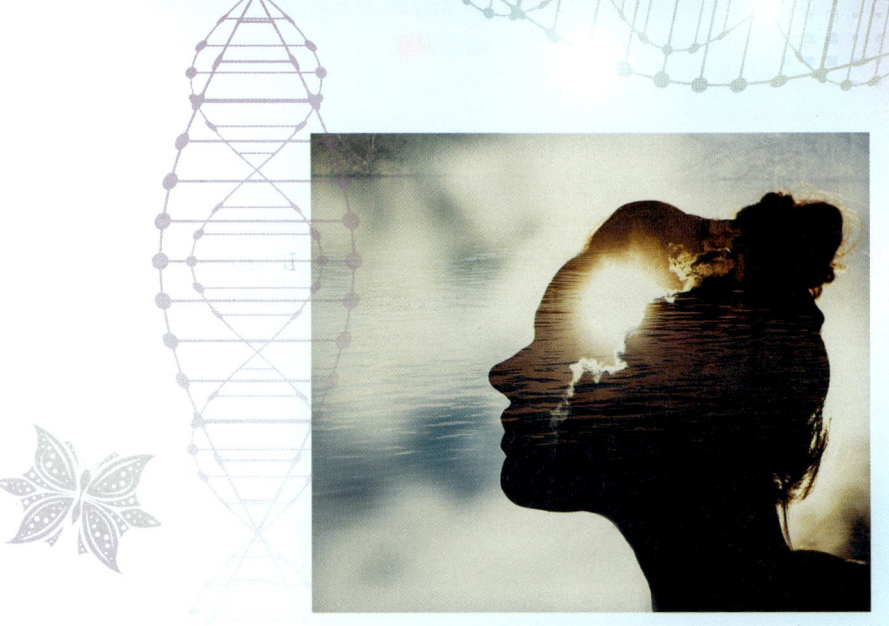

Wie sieht so eine Verhaltensänderung in der Praxis aus? Auto-fahren bei Eis und Schnee macht Ihnen Angst. Schon wenn Sie nur daran denken, verkrampft sich ihr Rücken, und Sie spüren eine leichte Übelkeit. Das ist ein Reaktionsmuster aus der Vergangenheit. Ihr Körper hat es im Unterbewusstsein gespeichert und zeigt es Ihnen. Gleichzeitig fragt er Sie: »Soll ich dieses Muster beibehalten?« Wenn Sie es als gegeben hinnehmen, bestätigen Sie das Muster. Wenn Sie sich jedoch vornehmen, angstfrei mit der Situation umzugehen, dann würden Sie während der Autofahrt bei jeder unangenehmen Reaktion tief durchatmen, sich sagen »Ich fahre ganz entspannt, alles ist gut!« und Ihren Körper auf diese Weise umtrainieren.

Kürzlich war ich zu einem Unternehmerforum eingeladen und hatte dort eine Minute Zeit, mich und meine Arbeit vorzustellen. Je näher der Auftritt rückte, desto mehr Nervosität zeigte mein

Körper. Wann immer ich dieses gespeicherte Muster wahrnahm, sagte ich zu ihm: »Ganz ruhig, heute probieren wir etwas Neues aus, wir absolvieren diesen Auftritt ganz lässig und souverän.« Damit habe ich ihn angeleitet, nach neuen Vorstellungen auf die Situation zu reagieren. Einige Wochen später hielt ich auf einer Messe einen Vortrag und lobte meinen Körper dafür, wie gut er das neue Muster schon verinnerlicht hatte.

Die größte Freude für Ihren Körper ist, alles, was Sie wollen, auf die beste Weise zu erfüllen und dafür gelobt zu werden. Deshalb steht er in ständigem Kontakt mit Ihrem Bewusstsein, spricht durch Träume, Gefühle, Empfindungen, Versprecher und Körperreaktionen zu Ihnen. Die natürliche Ausrichtung Ihres Körpers ist Gesundheit und Wohlbefinden. Wenn er eine Anweisung nicht erfüllt, gibt es einen Konflikt zwischen der aktuellen Anweisung und gespeicherten Mustern, die dazu im Widerspruch stehen. Solche Konflikte haben großen Einfluss auf unsere Genaktivität.

UNSERE SEELE UND LEBENSENERGIE[3]

In uns gibt es eine Weisheitsinstanz, einen ewig existierenden Teil von uns – unsere Seele. Sie ist Lebensenergie, Ratgeber und Inspiration. Der Teil des Selbst, der Dinge geschehen lässt, Wünsche und Gedanken verwirklicht und auf klare Ausrichtungen reagiert. Unsere Seele hat immer unseren Seelenplan im Blick und unterstützt unsere spirituelle Entwicklung. Sie liebt uns uneingeschränkt und steht immer zu uns.

....

3   In der Huna-Lehre »Kane« genannt. In meinem Buch »Von der Seele geküsst ...« gehe ich sehr detailliert auf die Seele ein.

Übung:

Lernen Sie Ihr Selbst kennen –
das Abenteuer, sich selbst zu meistern

Versuchen Sie, sich beim Lesen der folgenden Geschichte die jeweiligen Götter so lebendig wie möglich vorzustellen. Entwickeln Sie in Ihrer Vorstellung eine Figur dazu, und übertreiben Sie ruhig dabei. Das ist schon die ganze Übung. Ein Tipp: Es kann hilfreich sein, die Geschichte immer wieder zu lesen.

Vor langer Zeit, als die Inseln Hawaiis noch nicht getrennt und die sichtbare und die unsichtbare Welt noch miteinander verwoben waren, lebten die Götter Ku, Lono und Kane dort. Hätten wir damals auch auf Hawaii gelebt, wären wir Ku, Lono und Kane in der Form begegnet, wie sie hier beschrieben sind. Sie bilden die Grundlagen für das zuvor beschriebene Modell der Selbstmeisterschaft.

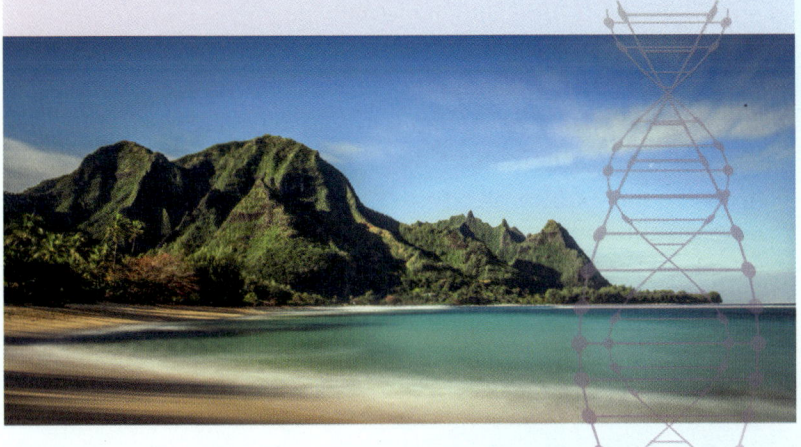

Ku war ein kraftstrotzender junger Gott, stark und präsent wie ein Bär, mit einem ausgeprägten Selbsterhaltungstrieb. Wasser oder Nahrung wandelte er in Energie, um seinen Körper voll funktionsfähig zu erhalten. Ku lernte auf eine besondere Weise. Wenn er etwas schon einmal gemacht hatte, erinnerte er sich immer wieder daran, und mit jedem Mal verbesserte er es. Ganz besonders stolz war Ku auf sein Erinnerungsvermögen. Alles, wirklich alles, was er je erlebt und gemacht hatte, hatte er aufgezeichnet. Erinnerungen und Muster waren immer abrufbar und wurden in den entsprechenden Situationen sofort angewendet. Je stärker etwas seine fünf Sinne ansprach, desto nachhaltiger und schneller entstand ein Muster. Ku hatte die Angewohnheit, einmal gefestigte Verhaltens-, Sichtweisen und Routinen beizubehalten. Eines konnte Ku nicht: Entscheidungen treffen und Visionen bezüglich Alternativen entwickeln. Deshalb war Ku in seinen Routinen wie in einem Käfig gefangen und wurde immer unglücklicher.

Der Gott **Kane** war ein leuchtender Stern, heller als sich das ein Mensch vorstellen kann. Er funkelte und strahlte in allen Farben und Facetten. Er konnte mühelos von einem Ort zum anderen wandern, gleichzeitig hier und dort sein, beherrschte alle Sprachen dieser Welt und verkörperte die zwei stärksten Kräfte des Universums: Liebe und Macht. Das gab ihm die Fähigkeit, Harmonie herzustellen.

Sein größter Schatz war seine Verbundenheit mit der unendlichen Energie des Universums sowie seine Weisheit und Weitsicht. Wer immer ihn nach Inspiration, kreativen Ideen oder Lösungsansätzen fragte, bekam wunderbare Vorschläge.

Lono war ein Gott, der mit stolzgeschwellter Brust durchs Leben schritt. Er beherrschte sämtliche Formen des Denkens wie Überlegen, Auswählen, Entscheiden, Beabsichtigen und Planen. Er konnte mühelos einen Fokus halten, sehr aufmerksam wahrnehmen und die Folgen seines Denkens und Handelns bewerten. Neben seinem klaren Verstand verfügte er über Fantasie und Vorstellungsvermögen. Dieses Talent nutze er für Fortschritte jeglicher Art. Er war gut im Erfinden und Weiterentwickeln von Ideen und Gegenständen, entwickelte Visionen und konnte sich in verschiedene Szenarien hineinversetzen.

Lono war ein Ordnungsfanatiker. Alle Erfahrungen wurden in Form von Regeln, mittels Schablonen und Denkweisen geordnet. Das war seine Art, Probleme zu lösen. Besonders ausgeprägt war seine Fähigkeit, Gedanken in Bilder zu wandeln. Lono war sich seiner selbst bewusst, sah sich als unverwechselbares Individuum und wusste, dass er willentlich Dinge verändern konnte, wenn er konsequent war.

Doch leider war es für ihn unendlich mühevoll, immer alles bewusst zu tun. Er wünschte sich sehr, dass sein Körper gewohnheitsmäßig funktionieren würde. Dann

würde er sich ganz darauf fokussieren können, zu entscheiden, zu leiten und Neues zu entwickeln. Er träumte von einem Helfer für die Lebensroutinen und von einem weisen Ratgeber, mit dem er sich austauschen konnte, um sich weiterzuentwickeln und reifer zu werden.

Lonos Seufzer wurden erhört, als sich Ku, Lono und Kane eines Tages zur gleichen Zeit am gleichen Ort befanden und ihre Fähigkeiten miteinander verglichen. Sie fanden beim anderen genau das, was ihnen selbst fehlte. Deshalb beschlossen sie, ab sofort ein Selbst und damit ein unendlich kraftvolles und wirksames Bewusstsein zu sein. Ein Team, das die besten Qualitäten jedes Einzelnen vereinigte. Damit begann das Abenteuer der Menschen, sich selbst zu meistern.

Seit dieser Zeit werden alle Menschen automatisch als ein Bewusstsein mit den Qualitäten von Körperweisheit (Ku), Bewusstseinskraft (Lono) und Seelenkraft (Kane) geboren. Unserem freien Willen (Lono) obliegt die Führung unseres Selbst in der materiellen Welt durch Verstand und Imagination, unsere Seele (Kane) wirkt auf der spirituellen Ebene als Ratgeber und Quelle der Kraft und Inspiration, und unser Körper (Ku) zeichnet alles auf, arbeitet routiniert und mustergültig und hält den Körper in Schuss.

FAZIT

Damit kennen Sie das hawaiianische Modell der Aspekte des Selbst, und es ist offensichtlich, dass Sie als bewusst handelndes Wesen in diesem Konzept den freien Willen repräsentieren. Sie haben das Steuer in der Hand. Nur so können Sie Ihrem Leben eine eigene Richtung geben und genetische Einflussmöglichkeiten nutzen. Wenn Sie diese Rolle übernehmen, dann ist Geist tatsächlich stärker als Materie, weil dann Sie als freier Wille Ihre Materie, Ihren Körper, steuern. Doch dazu gehört, dass Sie mit allen Teilbereichen eine aktive Partnerschaft leben, die auf Kommunikation und Zusammenarbeit basiert.

Sie als freier Wille tragen die Verantwortung dafür, worauf Sie sich ausrichten, weil Sie damit auch die Aktivität Ihrer Gene und damit Ihre Gesundheit beeinflussen. Ein kranker Körper heilt viel besser, wenn ihm Ihr freier Wille einen klaren Fokus vorgibt. Genregulation und Gesundwerden liegen in der Verantwortung unseres Bewusstseins. Es liegt an ihm, unseren Körper in seiner natürlichen Ausrichtung auf Heilung und Wohlbefinden zu unterstützen. Doch nur weil wir einen freien Willen haben, sind wir nicht automatisch souverän und klar in unserer Ausrichtung. Für Ihren Körper sind all Ihre Gedanken Anweisungen, die er umsetzen wird. Wenn es keine klare Order gibt, orientiert er sich an anderen Autoritäten oder greift auf gespeicherte Muster im Erbgut zurück.

Wir können lernen, in diese Führungsrolle hineinzuwachsen. Ihr Körper spürt genau, wie ernst es Ihnen ist, wie sicher Sie sich sind und wie viel Vertrauen Sie in sich setzen.

Ein Beispiel:

Sie bekommen die Diagnose »Krebs«. Das nimmt Ihnen die Orientierung, und voller Zweifel fragen Sie sich, ob Sie je wieder gesund werden können. Ihrem freien Willen fehlt es an einer klaren Ausrichtung – Ihrem Körper damit auch. In der Folge laufen alle gespeicherten Genaktivitäten weiter wie bisher, Ihr Körper orientiert sich an der Aussage des Arztes, dass es in Ihrem Fall schwer sei, eine Prognose abzugeben und greift möglicherweise auch noch auf genetische Anweisungen aus dem Erbgut Ihres Opas zurück, der ebenfalls an Krebs erkrankte.

Eine klare Ausrichtung Ihres freien Willens kann zum Beispiel so aussehen: Sie nehmen sich vor, das Beste aus den Ihnen angebotenen Therapien zu machen, entwickeln klare innere Bilder dazu, wie das Beste aussieht, und geben Ihrem Körper deutliche Anweisungen, wie er Behandlungstherapien umzusetzen hat. Beispiele dazu finden Sie im Kapitel »Praxisfälle« (ab S. 173).

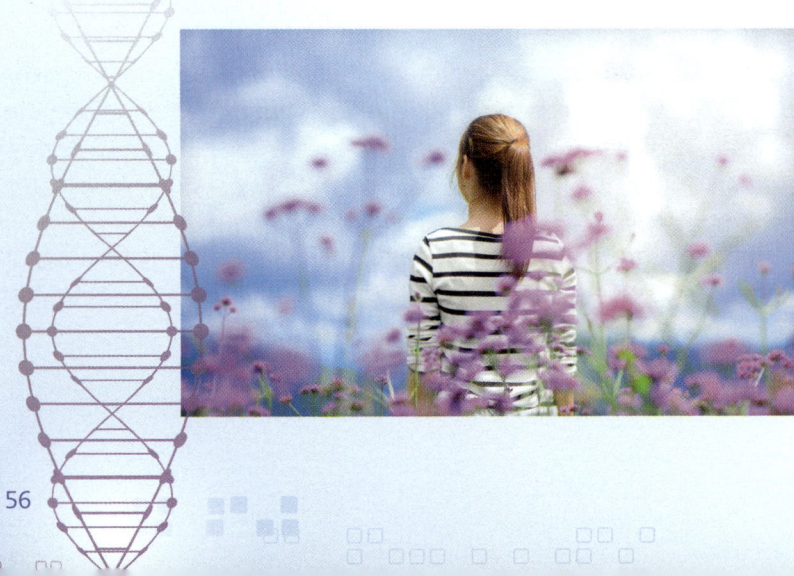

Selbstmeisterschaft und Genregulation

Die Epigenetik stellt einen Zusammenhang zwischen Genaktivität, Lebensstil und Lebenserfahrungen her. Mit allem, was wir tun, denken, fühlen und wie wir mit dem Leben umgehen, beeinflussen wir die Aktivität unserer Gene. Krankheiten entstehen viel häufiger durch falsche Regulation der Gene als durch »falsche Gene« selbst. 98 % aller Krankheiten liegen keine genetischen Veränderungen zugrunde, sondern ein schlechter Umgang mit den Genen. Dazu zählen auch Krankheiten wie Bluthochdruck, Diabetes oder Alzheimer. In unserer DNA ist unser genetisches Material gespeichert, mit unserem freien Willen bewirken wir, welcher Teil dieses Materials in welchem Umfang aktiv ist.

Das Konzept der Selbstmeisterschaft, wie ich es Ihnen zuvor vorgestellt habe, ist die perfekte Grundlage, um eine bewusste Veränderungen der Genaktivität einzuleiten. Ich habe es schon viele Jahre erprobt. Es unterstützt und ermächtigt Sie, immer mehr in die Führungsrolle eines starken freien Willens hineinzuwachsen, Ihrem Körper gesunde Anweisungen zu geben, in Ihrem Unterbewusstsein aufzuräumen und ungesunde Muster Stück für Stück zu verändern. Damit aktivieren Sie mehr von den Genen, die dem Gesundheits- und Heilungspotenzial Ihres Körpers entsprechen.

Ich ermuntere Sie, dieses Konzept zu leben, weil es Ihnen Mut macht, Ihre Gesundheit in die Hand zu nehmen, und Sie motiviert, machtvoll mit Ihren Genen zu arbeiten. Ich glaube an Ihre Fähigkeiten. Glauben auch Sie daran!

Imagination und Wirklichkeit

Der Einsatz unserer Verstandesfähigkeit fällt uns in der Regel leicht, darin sind wir wohl trainiert und ausgebildet. Was für ein starkes Werkzeug hingegen unsere Imagination ist, um etwas zu verändern, ist uns meistens nicht bewusst. Stellen Sie sich vor, Sie hätten gerade einen Löffel voll scharfer, versalzener Suppe im Mund. Vermutlich nehmen Sie einen Würgereiz, einen Widerwillen und eventell den Geschmack von Salz und Chili auf Ihrer Zunge wahr und verkrampfen innerlich. Wenn Sie nun an ein warmes Schaumbad denken und sich in Ihrer Vorstellung gemütlich in der Wanne liegen sehen, spüren Sie Formen von Entspannung und Wohlbefinden. Tatsächlich hat weder das eine, noch das andere gerade stattgefunden. Es ist völlig ausreichend, etwas zu imaginieren, und Ihr Körper reagiert sofort darauf. Für Ihren Körper ist es unerheblich, ob etwas tatsächlich oder nur in Ihrer Imagination stattfindet. Er nimmt es als gegeben an. Je mehr Sinne und Emotionen ein Erleben bereithält, desto stärker beeindruckt es ihn. Diese Tatsache können wir uns zunutze machen, um Muster und damit Genaktivität zu verändern.

> Imagination ist ein starkes Werkzeug unseres freien Willens, um unseren Körper anzuweisen und umzuprogrammieren!

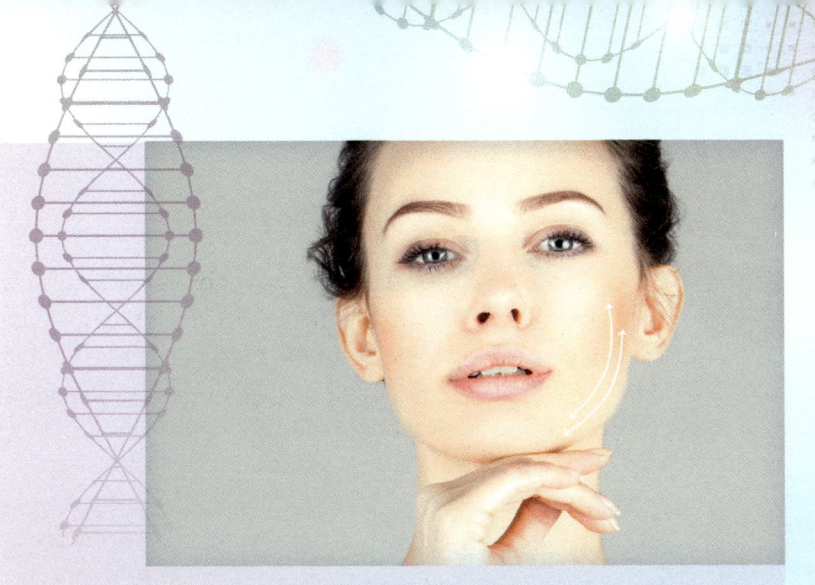

Übung:

Mit Imagination Veränderungen bewirken

Denken Sie an ein Verhalten, das Sie verändern möchten. Rufen Sie sich dazu eine Situation ins Gedächtnis, in der Sie dieses Verhalten gezeigt haben. Richten Sie Ihren Fokus darauf, welche Körperhaltung Sie in dieser Erinnerung einnehmen. Imaginieren Sie nun eine andere Körperhaltung, eine Haltung, die Ihnen guttut. Spüren Sie genau hin, wie viel Veränderung Ihrer Körperhaltung nötig ist. Manchmal reicht es schon, das Kinn leicht anzuheben, und ein anderes Mal braucht es ein Aufrichten des ganzen Körpers. Spüren Sie die Reaktion Ihres Körpers auf diese Veränderung. Wenn Sie nichts bemerken, dann ist es häufig hilfreich, tatsächlich diese neue Körperhaltung einzunehmen, während Sie die Erinnerung erleben.

Übung:

Mit einem freien Willen zu einem starken Bewusstsein werden

Stellen Sie sich ein Segelboot auf dem offenen Meer vor. Der Steuermann ist schläfrig und döst vor sich hin. Das Meer ist unruhig, und das Boot droht zu kentern.

Dieses Bild entspricht Ihrem Zustand bei Erkrankungen jeglicher Art. Der Steuermann – das sind Sie selbst – steuert weder das Boot, noch hat er das Ruder fest in der Hand. Das Boot entspricht Ihrem Körper, es ist führungslos und damit ein Spielball der Wellen. Das Meer symbolisiert die Kraft Ihrer Seele. Die ganze Situation spiegelt das Chaos wider. Wie können Sie so eine Situation überstehen? Nur indem Sie das Ruder fest in der Hand halten, den Kurs neu berechnen und ruhigeres Fahrwasser ansteuern.

Versetzen Sie sich in die Rolle des Steuermannes/der Steuerfrau, und imaginieren Sie, wie es sich anfühlt, Ihr Schiff bewusst zu steuern, zu wissen, dass Sie mit allem ausgestattet sind, was es braucht, um dieses Schiff wieder auf Kurs zu bringen und es auch auf Kurs zu halten. Sie sind der Boss, und als Boss finden Sie Mittel und Wege, um herauszufinden, welcher Kurskorrektur es bedarf. Verweilen Sie in diesem Bild, bis Sie deutlich Ihre Kraft, zu steuern und zu führen, spüren. Genießen Sie es, Ihr Boot zu steuern. Festigen Sie den Gedanken, dass Ihr Geist stärker ist als Ihre Materie, im positivsten Sinne!

7 Wege, mit denen wir unser Leben genetisch gesünder gestalten

In diesem Kapitel geht es darum, Ihren freien Willen mit den Gesetzmäßigkeiten des Lebens zu verbinden – damit Sie innerlich und äußerlich noch stärker werden. Dazu stelle ich Ihnen nützliche Anregungen zur Verfügung, die sich generell, also unabhängig von Ihrer Art zu leben oder Ihren Lebensumständen, sehr heilsam auf Ihr Leben und Ihre Genaktivität auswirken. Alles in diesem Kapitel basiert auf Huna, der hawaiianischen Art, mit dem Leben umzugehen.[4] Ich habe persönlich und innerhalb

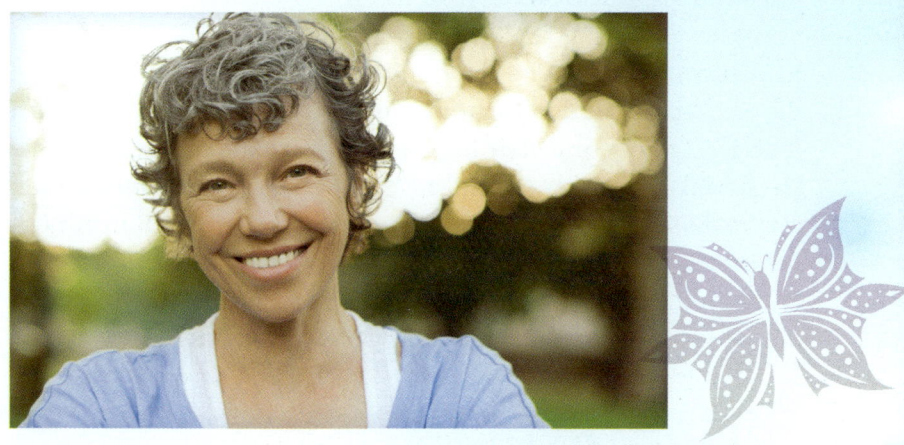

....

4   *In meinem Buch »Harmonie in 3 Minuten« gehe ich ganz ausführlich auf die einzelnen Prinzipien und deren Ursprünge aus dem Huna ein.*

meiner Arbeit sehr positive Erfahrungen damit gemacht und möchte diesen Wissensschatz gerne an Sie weitergeben. Vor allem deshalb, weil die Arbeit mit unseren Genen Basisarbeit an unserem Leben ist.

Im Huna gibt es sieben Prinzipien, die Sie aktivieren können, um wirksam Ihre Gene zu steuern. Jedes Prinzip verbindet Sie mit einer Kraftquelle, und alle Kraftquellen zusammen sind ein richtiges Powerpaket, das Ihren freien Willen stärkt und Sie optimal bei der Gensteuerung für mehr Gesundheit unterstützt. Wir leben in einer herausfordernden Zeit, also stärken wir unsere Wurzeln, indem wir uns auf das besinnen, was wirklich Einfluss auf unser Leben hat. Das sind die Regeln, nach denen das Universum und damit auch wir funktionieren. Die sieben Prinzipien helfen Ihnen, diese universalen Gesetzmäßigkeiten auf einfache Weise bewusst zu leben.

In diesem Kapitel habe ich die Weisheit dieser Prinzipien und die Heilarbeit mit den Genen miteinander verknüpft. Zu Beginn lade ich Sie ein, mit den folgenden Affirmationen generell die Heilarbeit mit Ihren Genen zu gestalten. Das gibt Ihnen eine starke Basis und verdeutlicht Ihnen, welche Handlungsmöglichkeiten Sie haben. Im Anschluss gehe ich auf die einzelnen Prinzipien ein und gebe Ihnen Übungen an die Hand, mit denen Sie Ihr Leben genetisch gesünder gestalten können.

Kraftquelle	Anwendung
Bewusstheit	Meine Gedanken gestalten meine Realität – was ich über Gene denke, beeinflusst, welchen Handlungsspielraum ich habe.
Freiheit	Ich bin offen für neue Möglichkeiten. Ich kann meine Genaktivität in vielerlei Weise beeinflussen.
Fokus	Ich brauche nur den Fokus darauf zu richten, und ich werde die entsprechende Einstellung verinnerlichen.
Präsent sein	Egal, was war, jetzt ist der Moment der Kraft, jetzt kann ich genetische Veränderungen einleiten, die Einfluss auf meine Gesundheit haben. Ich bin nicht meine Vergangenheit, ich bin der Gestalter meiner Zukunft!
Lieben, lachen, loben	Die Arbeit mit meinen Genen verstärkt meine Liebe zu mir und zu meinem Leben. Ich bin weder meine Mutter, noch mein Vater, noch lebe ich deren Leben.
Einfluss nehmen	Ich steuere meine Gene, immer mehr, je bewusster ich das tue und je mehr ich mir zutraue.
Harmonie, Flexibilität	Ich bin flexibel, wirkungsvoll und werde immer besser!

1. Prinzip – Seien Sie bewusst!

Beziehungen zu leben und sie harmonisch zu gestalten, ist eines der wichtigsten Grundelemente unseres Lebens. Beziehungen beeinflussen, mehr als wir denken, die Aktivität unserer Gene.

Ich lade Sie ein, Ihre Definition davon, zu wem und was Sie eine Beziehung haben, zu verändern. Verstehen Sie darunter nicht nur Beziehungen zu Menschen, Tieren und zu sich selbst, sondern zu allem im Universum – zu Orten, Gegenständen, Umständen, Sachverhalten und Konzepten. Was hat es für einen Vorteil, Ihr Verhältnis zu Ihrem Handy, Ihrem Wohnort, zum Herbst oder zu Ihrer Einstellung zu Gerechtigkeit im Beziehungssinn zu betrachten? Nun, dieses Gedankenmodell ist wirklich nützlich, weil es damit unerheblich wird, welche Beziehung sie harmonisieren. Egal, ob sie achtsamer mit Ihrem Handy umgehen, Ihr Augenmerk auf die Vorteile Ihres Wohnortes richten, sich mit dem Herbst anfreunden oder Ihre Idee von Gerechtigkeit liebevoll vertreten, alles trägt dazu bei, generell harmonischere Beziehungen zu leben. Keine Beziehung ist isoliert, sondern alle Ihre Beziehungen beeinflussen und befruchten einander.

> Erschaffen Sie sich ein neues Gedankenmodell zum Thema »Beziehung«.

Warum stelle ich Ihnen dieses Gedankenmodell gerade in Bezug auf das Thema »Gene« vor? Das ist ganz einfach zu beantworten: Der Umgang mit unseren Genen ist ein Spiegelbild all unserer Beziehungserfahrungen. Wenn Sie sich gerade über Ihr Auto aufregen, weil es nicht anspringt und Sie dadurch einen wichtigen Termin versäumen, ruft das ebenso Epigenome auf den Plan, den Genschalter von Stresshormonen zu betätigen, wie der Ärger über einen Freund, der kurzfristig den Kinobesuch absagt. Wenn es Ihnen gelingt, ein bisschen entspannter mit der Autosituation umzugehen, dann wirkt sich das auch auf Ihre Reaktion hinsichtlich des abgesagten Kinobesuchs aus und auf Tausende von anderen Beziehungen, die Sie leben.

Wir haben wirklich zu allem in diesem Universum eine Beziehung, je eher wir diese Tatsache in unser Leben integrieren, desto mehr Erfolgserlebnisse verschaffen wir uns. Jede Beziehung ist mit all Ihren anderen Beziehungen vernetzt. Damit ist die Verstärkung der Harmonie in irgendeiner Beziehung – und sei es nur jene zu meinen Winterschuhen – ein »Harmoniesamen« für alle anderen. Ich finde dieses Gedankenmodell äußerst nützlich, erkennen auch Sie dessen Vorteile! Und schenken Sie sich damit eine positive Wirkung auf die Aktivität Ihrer Gene!

Beziehungen sind für unser Leben essenziell. Unsere Beziehungserfahrungen und vor allem, wie wir damit umgehen, beeinflussen unseren Gesundheitszustand. **Gute Beziehungserlebnisse sind das beste Heilmittel!** Die Aktivität unserer Gene ist unser Beziehungsbarometer dafür. Fangen wir mit einer guten Beziehung zu uns selbst an!

Übung:

Erfolgssamen der Harmonie aus der Vergangenheit ernten

Mit Ihrer neuen Beziehungseinstellung schenken Sie sich nun bisher unbeachtete Harmoniesamen. Dazu schauen Sie in Ihre Vergangenheit zurück und machen sich bewusst, in welchen Dingen Sie heute gelassener, entspannter oder humorvoller reagieren als zu einem früheren Zeitpunkt. Vielleicht regen Sie sich nicht mehr auf, wenn Ihr Drucker streikt, sind toleranter gegenüber anderen Meinungen, gehen humorvoller mit Ihren Schwächen um, gießen Ihre Zimmerpflanze öfter, wertschätzen Ihre ausgeleierten Sportklamotten oder denken wohlwollender über den kläffenden Hund von nebenan. Das sind nur einige Beispiele für Erfolgssamen der Vergangenheit. Ihre neue Denkweise ermöglicht es Ihnen, diese Erfolgssamen zu aktivieren, damit sie in bestehende Beziehungen, die Sie verbessern möchten, hineinwirken können. Viel Freude beim Ernten!

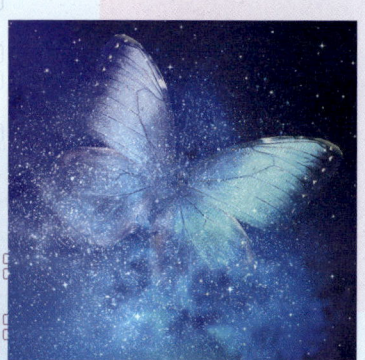

Jedes Erfolgserlebnis, das Ihnen jetzt in den Sinn kommt, stellen Sie sich als Samenkorn vor. Geben Sie die Samenkörner in ein Gefäß, und bringen Sie alle Samen gemeinsam zum Leuchten, lassen Sie sie hell strahlen. Baden Sie in der Strahlkraft Ihrer Samen, und genießen Sie es.

Übung:

Wellness für die Gene

Die ersten beiden Kapitel dieses Buches waren dazu gedacht, eine Vorstellung von Ihren Genen und deren Aktivität zu bekommen. Diese Übung lädt Sie ein, eine neue gute Beziehung mit ihnen einzugehen:

Verwenden Sie die Harmoniesamen der ersten Übung, und stellen Sie sich vor, dass Sie diese strahlenden Samen über die ganze Bibliothek Ihrer Gene rieseln lassen. Lassen Sie diese Samen der Harmonie jedes Buch umhüllen und durchdringen. Schenken Sie Ihren Genen damit eine kostenlose Gesundheitsbehandlung!

2. Prinzip – Schenken Sie sich Freiheit!

Erfahren Sie, wie Beziehungen, Harmonie und Wirksamkeit zusammenhängen!

Wenn wir das Wort »Harmonie« hören, denken wir an Einklang, Frieden, entspanntes Sein oder eine konfliktfreie Beziehung. Doch vollends mit sich und der Welt in Harmonie zu sein, ist ein Ideal, das nur selten erreicht wird. Viel wichtiger ist es, sich auf den Zuwachs an Harmonie zu konzentrieren. Und was hat Harmonie mit Freiheit zu tun? Ein Mehr an Harmonie schenkt Ihnen gedankliche und emotionale Freiheit, indem Sie entspannter nach einer Lösung suchen können, und drückt sich auf der körperlichen Ebene durch ein freieres Fließen der Energie aus.

In Bezug auf welche vormals unangenehme Situation oder Person haben Sie mehr Wohlgefühl, Abstand, Toleranz, Akzeptanz oder Humor entwickelt? Selbst der kleinste Zuwachs an Harmonie zählt und macht Sie wirksamer in allem, was Sie tun oder anstreben!

Es ist der Zuwachs an Harmonie, der zum Erfolg einer Heilarbeit führt. Je mehr Harmonie vorhanden ist, desto weniger unnatürliche Spannung tragen wir in uns. Je weniger Spannung vorhanden ist, desto freier und kräftiger kann unsere Energie fließen und desto höher ist unser Energieniveau. **Je höher unser Energieniveau ist, desto wirksamer und gesünder ist letztlich unsere Genaktivität.** Wir kämpfen also nicht gegen unsere vermeintlich schlechten Gene an, wir harmonisieren die Beziehung zu ihnen!

Übung:

Die Quelle der Harmonie in sich entdecken

Gehen Sie mit Ihrer Aufmerksamkeit in Ihr Herzzentrum, zur Quelle Ihrer Harmonie. Stellen Sie sich diese Quelle als etwas Schönes, Faszinierendes vor, das Sie unbedingt als Kraft an Ihrer Seite haben wollen. Wie sieht die Quelle Ihrer Harmonie aus?

Wenn Sie diesen Schatz entdeckt haben, dann lassen Sie die Quelle sprudeln und lebendig werden. Damit erlauben Sie sich, Ihr Harmonisierungspotenzial tatsächlich zu leben und anzuwenden. Allein dieses Ritual hat eine große Wirkung und führt zu einer gesünderen Genaktivität!

Übung:

Wie erreiche ich gute Beziehungen?

Nur liebe, nette Menschen um mich herum zu versammeln, das ist Utopie. Je vielfältiger unsere Beziehungserfahrungen sind, desto reifer werden wir und desto harmonischer können wir mit den verschiedenen Menschentypen umgehen.

Gehen Sie in die große Bücherei ihrer DNA. Holen Sie das große Beziehungsbuch aus dem Regal, und arbeiten Sie mit dem dazugehörigen Schalter. Dieser Schalter ist sehr empfindsam, er reagiert auf jeglichen Stress in Beziehungen, indem er Stresshormone aktiviert. Verändern Sie diese Empfindsamkeit, indem Sie sich für einen Moment bewusst machen, welche harmonischen Beziehungen Sie haben. Mit Ihrem neuen umfangreichen Beziehungsmodell können Sie auf eine Fülle von Beziehungen blicken. Sie werden feststellen, dass sie eine harmonische Beziehung zu ihrem neuen Sommerkleid, dem Bild im Wohnzimmer, zur Farbe Ihres Autos, zu den ersten reifen Heidelbeeren, zum Windspiel im Garten, zu Ihrem Küchenmesser, zur Farbe Ihrer Augen und zu Ihrer Kuscheldecke haben. Ich denke, diese Beispiele genügen. Ihnen werden noch viele mehr einfallen, und Sie werden feststellen, dass Sie unglaublich viele harmonische Beziehungen leben.

Nehmen Sie sich 1–2 Minuten Zeit, und reflektieren Sie darüber. Beobachten Sie dann, welches Wohlgefühl sich einstellt, und kopieren Sie dieses Wohlgefühl in den Schalter Ihres Beziehungsbuches. Stellen Sie sich vor, wie dieser

Schalter zukünftig viel häufiger in Richtung »Glückshormone produzieren« betätigt wird. Freuen Sie sich über Ihre harmonische und bewusste Beziehungsarbeit und die damit verbundene Freiheit.

DAS LEBEN IST EIN ABENTEUER

Wir sind auf dieser Welt, um uns weiterzuentwickeln. Maßgebend für unseren Reifeprozess ist, wie wir mit Lebenserfahrungen umgehen. Das spiegelt sich in der Aktivität unserer Gene wider. Ich zeige Ihnen eine Art, Ihr Leben und Wirken zu betrachten, die mit wenig unnatürlicher Spannung einhergeht:

Ich sehe das Leben als Abenteuer, und möchten Sie wissen warum? Ich bin überzeugt, dass ich mit dieser Sichtweise mehr Spaß am Leben habe. Die Welt ist damit zu einem aufregenden Ort geworden, an dem ich Abenteuer erlebe und Herausforderungen begegne. In der Rolle der Abenteurerin erfahre ich großes Zutrauen in mich, glaube daran, dass ich Einfluss auf mein Leben habe und erfreue mich an jedem Abenteuer, das ich auf harmonische Weise gemeistert habe. Somit schaffe ich mir ein Feld von Chancen und Geschenken, statt mich mit Stolpersteinen auseinanderzusetzen. Haben Sie Lust, auch einmal in die Rolle des Abenteurers zu schlüpfen? Sich als Gestalter Ihrer Gene zu erleben, lebendiger und farbenfroher dem Leben zu begegnen und Ihre Lebenserfahrungen mit mehr Bewusstheit zu betrachten? Dann sind die Gene und Ihr Umgang damit ab jetzt Teil Ihres Lebensabenteuers.

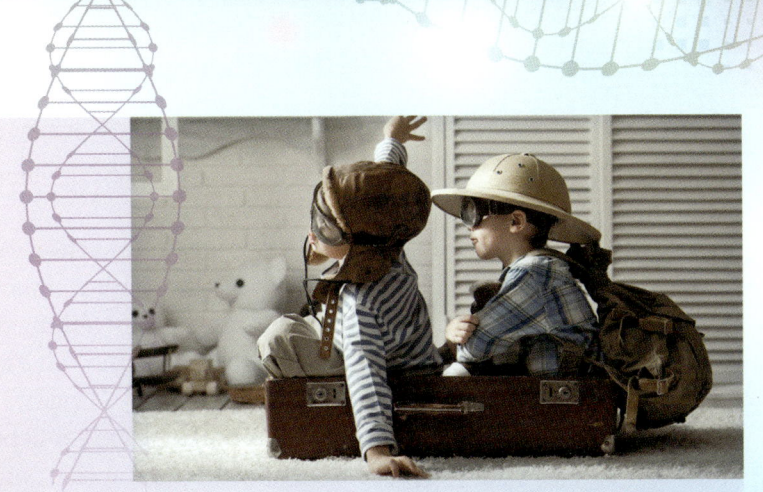

Übung:

Die eigene Abenteuernatur erwecken

Stellen Sie sich vor, wie es sein würde, als Abenteurer durchs Leben zu gehen. Alles, was Ihnen im Leben begegnet, wäre eine Einladung, ein Abenteuer zu erleben. Denken Sie an Abenteurer aus Geschichten und Filmen. Vielleicht gefallen Ihnen Amelia Earhart, Coco Chanel, Kolumbus oder Indiana Jones. Welche Qualitäten bewundern Sie an ihnen? Diese Qualitäten stehen Ihnen als Abenteurer auch zur Verfügung. Schlüpfen Sie in die Rolle der entsprechenden Person, modifizieren Sie diese Rolle, sodass Sie sich wohl damit fühlen, und stellen Sie sich vor, Sie wären dieser Abenteurer.

Erinnern Sie sich an Situationen Ihres Lebens, und erleben Sie diese jetzt in der Rolle des Abenteurers. Wenn es Ihnen gefällt, Abenteurer zu sein, dann fassen Sie jetzt den Entschluss, ab sofort in dieser Rolle zu bleiben. Ich wünsche Ihnen viele erfolgreiche Abenteuer im Land der Gene!

3. Prinzip –
Konzentrieren Sie sich auf den Nutzen!

Werden Sie unnatürliche Spannung los!

Ich möchte Sie mit der hawaiianischen Denkweise zur Gesundheit vertraut machen, denn darauf basieren alle Heilungsrituale in diesem Buch. Gesundheit ist die aktive Ausrichtung auf Frieden und Harmonie in möglichst vielen Lebensbereichen. Krankheit entspricht einem Kampf. Jedes bisschen Mehr an Harmonie in uns ist zugleich ein Mehr an Gesundheit. Unnatürliche Spannung erzeugt einen Zustand von Krankheit. Ich spreche bewusst von einem Zustand, d.h. ich bin nicht krank, ich »kränkle« nur gerade, und das kann sich wieder ändern.

Unnatürliche Spannung zeigt sich auf körperlicher, emotionaler, mentaler und spiritueller Ebene und ist das Resultat von Einstellungen und Verhaltensweisen, die mit Stress verbunden sind. Diese Art von Spannung und die sich daraus entwickelnden Erkrankungen erzeugen wir selbst. Wir können unsere genetische Gesundung aktiv beeinflusst, wenn wir unnatürliche Spannung, egal welcher Art, mildern oder lösen. Mit diesem Fokus ist das bewusste Wahrnehmen der Wärme eines Sonnenstrahls genauso heilsam wie körperliche Bewegung, ein Brausebonbon als Spannungslöser, eine Massage oder ein Gebet. Alles bringt Energie zum Fließen und unterstützt unsere Selbstheilungskräfte.

Passen Sie Ihre Sichtweise an, schenken Sie sich damit die Kraft, Geschehen zu beeinflussen, machen Sie sich handlungsfähig, und geben Sie jeder Form von Entspannung eine neue Bedeutung.

Übung:

Unnatürliche Spannung lösen

Diese Übung können Sie am besten im Sitzen oder Stehen durchführen. Die Absicht, die Sie dabei verfolgen, ist, der unnatürlichen Spannung auf die Spur zu kommen und sie aufzulösen. Dabei gehen Sie folgendermaßen vor:

Machen Sie sich bewusst: Egal, auf welche Weise Ihr Körper bei dieser Übung mit Unwohlgefühl reagiert, dieses Unwohlgefühl ist ein Zeichen von unnatürlicher Anspannung an der entsprechenden Körperstelle.

Beginnen Sie die Übung am obersten Punkt Ihres Körpers – mit Ihrem Kopf. Nehmen Sie wahr, welche Spannung oder welches Unwohlgefühl sich hier zeigt, und lösen Sie diese Spannung ganz einfach: Stellen Sie sich vor, Sie lassen Luft aus einem aufgeblasenen Luftballon abziehen.

In der gleichen Weise verfahren Sie im Halsbereich, in Schultern und Brustkorb, in beiden Armen, in Rumpf, Becken und in beiden Beinen. Lassen Sie im wahrsten Sinne des Wortes Dampf ab, und gönnen Sie sich die Erfahrung, dass es leicht gehen darf!

Wenn Sie durch Ihren ganzen Körper gegangen sind, dann spüren Sie hin, wie es sich jetzt anfühlt, mit viel weniger Spannung zu sitzen oder zu stehen. Viele Menschen haben das Empfinden, dass sie diese Haltung leichter und müheloser einnehmen können. Wir haben uns im Laufe unseres Lebens angewöhnt, selbst so einfache Aktivitäten wie Stehen oder Sitzen mit mehr Anspannung als nötig auszuführen. Mit dieser Übung kommen Sie diesen sinnlosen Gewohnheiten auf die Spur!

Unnatürliche Spannung wird durch Stresshormone erzeugt, mit dieser Übung drehen Sie den Genschalter für die Aktivität von »Entspannungshormonen« auf.

NEUE ENERGIEWELLEN FORMEN

Ich benutze häufig eine schamanische Meditation, deren Ziel es ist, neue Energiewellen zu formen. Sie ist einfach, wunderschön und sehr effektiv. Dabei betrachten, lauschen oder empfinden wir, ohne uns anzustrengen, und erwarten einen positiven Effekt. In diesem stillen In-sich-Ruhen stellen sich rasch Entspannung, Vitalität oder gedankliche Klarheit ein. Der Fokus dieser Meditation liegt darin, die Schönheit eines Gegenstandes, Geräusches oder Empfindens zu entdecken. Es spielt dabei kaum eine Rolle, worauf Sie sich konzentrieren. Das Faszinierende ist, wie schnell Ihre Aufmerksamkeit gefesselt wird und Sie alles andere um sich herum vergessen.

Übung:

Bei etwas verweilen

Lenken Sie Ihren Blick auf etwas, was in Ihrer unmittelbaren Nähe ist und auf das Sie mühelos Ihren Blick lenken können. Schenken Sie sich eine Minute, und betrachten Sie dieses Objekt. Richten Sie Ihren Fokus darauf, die Schönheit dieser Sache zu entdecken und dabei zu verweilen. Nehmen Sie am Ende wahr, welche positiven Wirkungen dadurch entstanden sind.

Alternativ können Sie auch mit einem angenehmen Geräusch arbeiten oder sich darauf konzentrieren, wie sich etwas anfühlt, was Sie mit Ihren Händen berühren.

Ich mache diese Meditation sehr oft, wenn ich nicht zur Ruhe komme, ich ungeduldig bin, Zeitdruck habe, ich auf dem Schlauch stehe oder mich in einer Umgebung unwohl fühle. Dabei habe ich mir schon wunderschöne Momente geschenkt, sei es beim Betrachten einer Verpackung, beim Streicheln über ein Blatt Papier oder wenn ich dem sanften Brummen meines Laptops lausche. Wir haben so viel Schönes um uns herum, dem wir keine Beachtung schenken. Dies ist eine wunderbare Übung, mit der Sie entspannter an der Regulation Ihrer Gene arbeiten können. Sie können sie jederzeit vor einem Ritual durchführen, um sich zu zentrieren.

4. Prinzip – Werden Sie jetzt aktiv!

Gene enthalten alle Baupläne und Anweisungen, damit unsere Zellen ihre Aufgaben erfüllen können. Je weniger unnatürliche Anspannung jeglicher Art,
desto reibungsloser wird dieser Bauplan umgesetzt. Erhöhter Stress ändert
nichts am Bauplan, jedoch an der Umsetzung der Anweisungen.

Erfahren Sie
Spannung und
Entspannung,
das Spiel des
Lebens!

Alles, was wir tun, denken und fühlen, verursacht eine Mischung von Anspannung und Entspannung. Anspannung und
Entspannung sind die beiden Grundenergien, mit denen wir
unser Leben gestalten. Sich konzentriert mit einer Sache auseinanderzusetzen, erfordert ein größeres Maß an Spannung, als
beispielsweise Meerswellen zu beobachten. Das ist ganz natürlich. Unnatürliche Spannung entsteht durch Angst, Zweifel und
Kritik. Wir alle befinden uns ab und an in Situationen, in denen
wir glauben, zu wenig zu leisten, in denen wir uns inkompetent
fühlen oder uns alles zu viel wird.

Der normale Alltagsstress verursacht keine Probleme. Wir Menschen sind mit allem ausgestattet, was wir brauchen, um gut
mit dem Auf und Ab des Lebens zurechtzukommen. Wir sind
belastungsfähiger, als wir denken. Probleme entstehen meistens, wenn Stress plötzlich auftritt oder besonders lange anhält.
In unserem Kopfkino malen wir uns aus, was schlimmstenfalls
alles passieren und welche vielschichtigen Schwierigkeiten auftreten könnten. Gleichzeitig erinnern wir uns schnell an vergan-

gene, ähnlich unangenehme Erlebnisse. In diesen gedanklichen Kurzfilmen nehmen wir uns als mehr oder weniger ohnmächtig und der Situation nicht gewachsen wahr. Die Spannung, die durch das jeweilige Ereignis hervorgerufen wurde, kann sich nicht auflösen, im Gegenteil, durch die Kurzfilme wird sie weiter aufgebaut. Früher oder später erreichen wir einen Punkt, an dem Entspannung einfach nicht mehr funktioniert. Diese Schwelle ist je nach Person, Umstand und Vorerfahrung verschieden.

Unnatürliche Anspannung entsteht aus Widerstand. Wir wollen das Geschehen, diese Situation, diesen Umstand, diesen Menschen nicht haben. Blockaden und Schutzmauern sind unsere Vermeidungsstrategie. Damit wird Energie blockiert, und wie bei einem Staudamm prallt diese blockierte Energie immer wieder gegen die Staumauer. Das erzeugt ein hohes Maß an Reibung – und Reibung verbraucht viel Energie.

Energie will sich mit möglichst geringem Aufwand fortbewegen, das können wir in der Natur gut beobachten. Je weniger Widerstand wir haben, desto weniger unnatürliche Anspannung tragen wir mit uns. Im Widerstand kommen wir nicht an unsere Kraftressourcen, wir verweigern unsere Stärke und glauben, wir könnten die Angelegenheit nur im Kampf lösen.

Widerstand zeigt uns lediglich, welche Erinnerungen, Glaubenssätze, Vorbehalte, Emotionen und Befürchtungen uns im Wege stehen. Doch einen Widerstand können wir auflösen. Damit geben wir unserer natürlichen Ausrichtung nach mehr Harmonie mehr Energie und gelangen insgesamt energiesparender ans Ziel.

Übung:

Die Energie durchfließen lassen

Denken Sie an eine unangenehme Situation oder Person. Spüren Sie die damit/mit dieser Person verbundene Spannung in Ihrem Körper, oder machen Sie sich bewusst, welches unangenehme Gefühl dazu/zu dieser Person präsent ist.

Nehmen Sie diese Spannung in Form einer Mauer wahr. Spüren Sie hin. Welche Art, Größe und Beschaffenheit hat diese Mauer?

Die Mauer zeigt Ihnen an, in welchem Maße Energie zu dem Thema/der Person blockiert ist. Fassen Sie den Entschluss, die Mauer zu verändern. Je nachdem, was Ihnen möglich ist, können Sie die Mauer sofort einreißen oder damit beginnen, Sie in eine »leichtere« Form zu wandeln, um Stück für Stück an ihrer Auflösung zu arbeiten. Egal, was Sie tun, jede Wandlung schenkt Ihnen mehr lebendige Energie.

Sobald Sie eine Wandlung vollzogen haben, stellen Sie sich vor, dass Sie die mit der Ausgangssituation verbundene Energie, die sich bisher vor Ihrer Mauer gestaut hat, jetzt einfach neben sich und durch Sie hindurch fließen lassen. Das ist der natürliche Energiefluss. Was mühelos durch uns fließt, belastet uns nicht. Genießen Sie es, blockadefrei zu sein, und spüren Sie das Mehr an pulsierender Energie.

Gehen Sie zum Abschluss in das Innere einer Ihrer Körperzellen, und betrachten Sie fasziniert, wie viel Dynamik und Lebendigkeit durch dieses Ritual entstanden ist. Damit kann die Zelle müheloser ihren Bauplan umsetzen.

Mit dieser Übung haben Sie ein neues Muster kreiert, wie Sie auf eine solche unangenehme Situation oder Person reagieren.

5. Prinzip –
Leben Sie mit mehr Liebe!

Bei gleicher Intensität beeinflussen negative Dinge stärker unser Befinden und Verhalten als neutrale oder positive Dinge. Dieses Phänomen ist universal. Wir Menschen haben sensible Antennen für Gefahren und Risiken ausgebildet. Untersuchungen haben gezeigt, dass negative Informationen nicht nur stärker wahrgenommen werden, sondern auch anschließend mehr Aufmerksamkeit binden. Anders ausgedrückt: Wir bleiben an negativen Erlebnissen kleben, sie überschatten unseren Tag, unser Leben, obwohl in der Summe das Positive überwiegt.

Uns fällt es leichter, unangenehme Erinnerungen abzurufen, als positive. Wir gehen davon aus, dass wir negative Erfahrungen,

> Gehen Sie Erinnerungsspuren auf den Grund!

an die wir uns gut erinnern, zukünftig vermeiden können. Das hat den Effekt, dass wir von den negativen Erfahrungen mehr beeinflusst werden als von den positiven. Dieses Reaktionsmuster schlummerte schon in unseren Ahnen.

Übung:

Positive Spuren verstärken

Gehen Sie in Gedanken durch Ihre letzten Tage, und beobachten Sie genau, welche Erinnerungen in welcher Reihenfolge auftauchen. Wählen Sie aus diesen Erinnerungen jeweils eine positive und eine negative aus.

Beginnen Sie mit der negativen Erinnerung. Legen Sie auf einer Skala von 1–10 – wobei 1 kaum Energie, und 10 ein Maximum an Energie bedeutet – fest, wie viel Energie diese Erinnerung hat. Nehmen Sie dieser Erinnerung die Energie, indem Sie sich vorstellen, Sie würden so lange Energie ablassen, bis sie einen Wert erreicht, der für Sie in Ordnung ist.

Holen Sie sich nun die positive Erinnerung auf Ihren geistigen Bildschirm. Legen Sie auf einer Skala von 1–10 fest, wie viel Energie diese Erinnerung hat. Drehen Sie jetzt deren Energiehahn auf, immer weiter, bis Sie das Optimum erreichen.

Welches Wohlgefühl stellt sich ein, nachdem Sie die Wertigkeit dieser Erinnerungen verändert haben?

Ich mache dieses Ritual jeden Abend und verändere damit die Bedeutung negativer Ereignisse zum Wohle einer gesunden Genaktivität.

Übung:

Schutzkappen der Chromosomen verstärken[5]

Positive Einflüsse aus der Umwelt machen die Schutzkappen der Chromosome stabiler, weil mehr lebensverlängernde Enzyme produziert werden. Wir brauchen positive Umweltreize, weil sie Gene aktivieren, die die Nervenzellfunktionen verbessern.

Nehmen Sie das Bild eines Chromosoms, wie wir es im Kapitel »Die Welt der Gene« entwickelt haben, und erinnern Sie sich an positive Erlebnisse der letzten Tage und Wochen. Stellen Sie sich vor, wie diese Erlebnisse die Schutzkappen Ihres Chromosoms gekräftigt haben. Sie können sich diese Schutzkappen als Puffer, Helm oder Schutzschicht vorstellen.

Nehmen Sie sich vor, solchen Erlebnissen mehr Aufmerksamkeit zu schenken, weil Ihnen Ihre Gesundheit am Herzen liegt. Unsere Zellen brauchen positive Botschaften, um zu überleben!

....

5   *Mehr zu den Schutzkappen auf S. 137.*

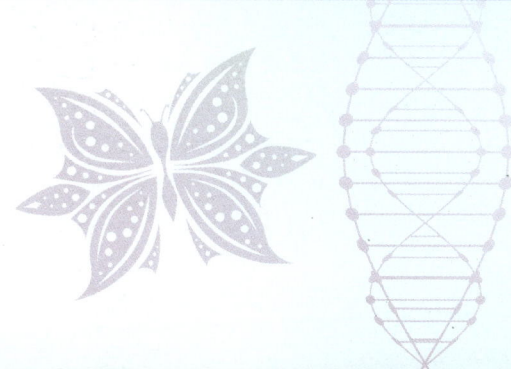

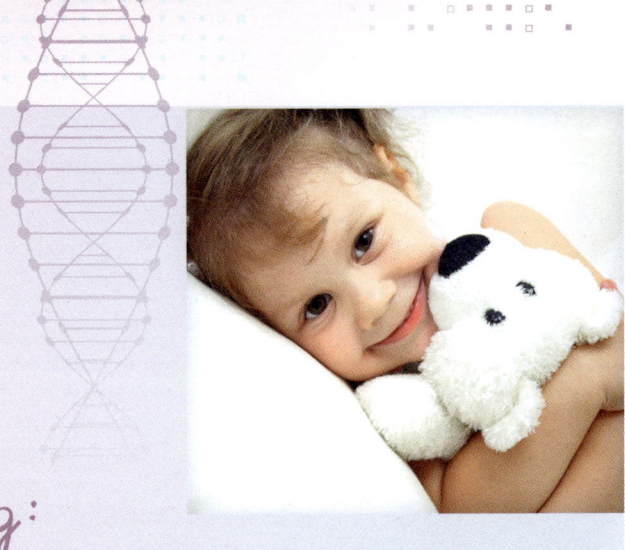

Übung:

Das Kuschelhormon Oxytocin

Oxytocin wird als Kuschelhormon bezeichnet, weil es bei angenehmen Berührungen und Wohlgefühl in Gegenwart anderer Menschen, vermehrt ausgeschüttet wird. Es spielt eine wichtige Rolle beim Aufbau der emotionalen Bindung zwischen einem neugeborenen Kind und seiner Mutter. Es hat großen Einfluss auf unsere Fähigkeit, Bindungen zu anderen Menschen aufzubauen, und bestimmt darüber, wie wir auf emotionale Zuwendungen reagieren.

Erforschen Sie, wie gut Ihr Kuschelhormon auf Zuwendung reagiert: Gehen Sie in die große Bibliothek Ihrer Gene, und öffnen Sie dort ein Buch über das Hormon Oxytocin. Stellen Sie sich dieses Hormon als einen Schwung Seifenblasen vor. Je mehr von diesem Hormon produziert wird, desto mehr Seifenblasen lösen sich aus dem Buch und tanzen durch die Luft.

Rufen Sie sich eine aktuelle Situation in Erinnerung, die mit Zuwendung verbunden ist. Beobachten Sie, wie dieses Hormon darauf reagiert. Wenn Ihnen die Reaktion nicht gefällt, dann drehen Sie die Seifenblasenproduktion auf.

Spielen Sie noch weitere Situationen und Anlässe durch, in denen Sie Zuwendung erfahren haben, und justieren Sie die Oxytocinproduktion nach Ihrer Fasson.

Spannend ist es auch, zu erforschen, wie dieses Hormon reagiert, wenn Sie sich selbst berühren, wenn Sie sich über die Wange streicheln, Ihren Arm entlangfahren, sich die Haare bürsten oder Ihre Zehen massieren. Kurbeln Sie die Seifenblasenproduktion an, Sie sind es wert, sich mit sich selbst wohlzufühlen!

BIOCHEMIE UND REAKTIONSMUSTER

Jeder von uns hat Tausende von Mustern gespeichert. Muster sind wichtig. Sie helfen uns, ganz schnell auf bewährte Weise auf eine Situation zu reagieren. Sie spiegeln unsere eigene Art, Informationen zu filtern, zu bewerten und zu verarbeiten, wider. Die Gefahr von Mustern ist ihr Automatismus. Muster greifen immer auf Erfahrungen zurück und sind vergangene Interpretationen von Erlebnissen. Die Frage ist, bin ich tatsächlich die gleiche Person geblieben oder habe ich mich verändert? Solange wir ein Muster beibehalten, gehen wir davon aus, dass dies die beste Art der Reaktion ist, auch für die Person, die wir heute sind.

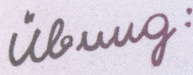

Muster verändern

Rufen Sie sich eine Situation in Erinnerung, in der Sie gerne anders reagiert hätten, als Sie es getan haben. Sie wissen nun, dass Ihre damalige Reaktion auf einem Reaktionsmuster beruhte, das schon lange aktiv war.

Gehen Sie in Ihre große Genbibliothek, und holen Sie das dazugehörige Buch aus dem Regal. Schlagen Sie es intuitiv auf. Vor Ihrem inneren Auge erscheint ein Symbol, das Ausdruck dieses Reaktionsmusters ist.

Wie möchten Sie ab jetzt in solchen Situationen reagieren? Wenn Sie eine klare Meinung dazu haben, verändern Sie das Symbol, und schließen Sie das Buch wieder. Aktivieren Sie den Schalter des Buches, und geben Sie damit dem neuen Muster mit all seinen positiven biochemischen Reaktionen Ihr Einverständnis.

Welches Wohlgefühl ist durch dieses Ritual in Ihnen entstanden?

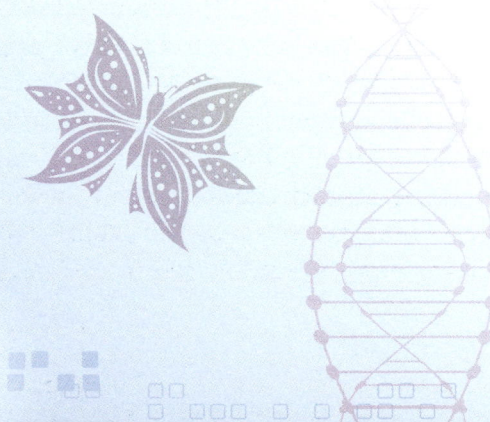

6. Prinzip – Setzen Sie Ihre Macht ein!

Sagen Sie sich: »Ich bin machtvoll!«

Unser Leben zu gestalten und unseren freien Willen zu benutzen, ist ein natürlicher Prozess, der Teil unseres Menschseins ist. Egal, ob es sich um Genregulation, ums Essen kochen oder um Halsweh handelt, es ist immer derselbe Schöpfungsakt. Mit unserer Macht als Ausdruck unseres freien Willens bewirken wir etwas, verändern, ermächtigen und entmachten wir. Macht ist, uns etwas zuzutrauen, unsere Fähigkeiten gezielt einzusetzen und nach einer Lösung zu suchen. Angst und Zweifel schwächen unsere Macht. Wir sind der Musiker, der entscheidet, welche Melodie unser Instrument spielt. Wenn wir unseren freien Willen nicht oder nicht in vollem Maße nutzen, dann verändert sich die Melodie kaum. Gewohnheiten spiegeln frühere Entscheidungen wider, die als Muster gespeichert sind, und sind unbewusst. Das Instrument spielt immer die gleiche Melodie. Entscheidungen, dagegen sind bewusst und werden von unserem freien Willen getroffen. Wir können eine Melodie auf eine andere Weise spielen, uns für eine neue Melodie entscheiden oder beide Melodien verbinden. Unsere Zielsetzung und der Nutzen, den wir damit verbinden, sind die Grundlage dafür, wie wir uns entscheiden.

Egal, mit welcher Situation wir konfrontiert werden, wir haben immer zwei Möglichkeiten, damit umzugehen:
- Wir fühlen uns einer Situation gewachsen, sind der Meinung, wir beherrschen sie, sind souverän und vertrauen unseren

Fähigkeiten. Situationen, die wir als beherrschbar einstufen, sehen wir als Anregung, als Abenteuer, als Impuls oder Routine. Wir erleben sie mit einem natürlichen Maß an Spannung und sind optimistisch, aktiv und flexibel.

→ Wir fühlen uns mit der Situation überfordert, sie ist für uns nicht beherrschbar. Wir haben das Gefühl, von etwas übermannt zu werden, fühlen uns ausgeliefert, sind nur eingeschränkt handlungsfähig und haben wenig Vertrauen in unsere Fähigkeiten. Situationen, die wir als nicht beherrschbar einstufen, werden als Stress bewertet und dementsprechend von unnatürlicher Spannung begleitet.

Die Entscheidung, ob eine Situation beherrschbar ist oder nicht, wird in der Regel nicht bewusst getroffen, sondern bereits vorhandene Muster beeinflussen die Einstufung. Wir erfassen eine Situation über unsere fünf Sinne, und in Bruchteilen von Sekunden haben wir uns ein »Bild« davon gemacht und die Situation bewertet. Es findet ein Abgleich zwischen der aktuellen Situation und gespeicherten Erinnerungen statt. Was früher zu bewältigen war, trauen wir uns wieder zu. Nicht beherrschbar sind Situationen, denen wir uns nicht gewachsen fühlen, die uns überfordern, die wir alleine nicht bewältigen können oder die an bestimmte Personen gebunden sind. Unsere individuelle Einschätzung aufgrund gemachter Erfahrungen ergibt unser individuelles Stressreaktionsmuster. Der eine Mensch reagiert auf Zeitdruck mit feuchten Händen, der andere wird krank, entwickelt Versagensängste und malt sich Horrorszenarien aus, und wieder ein anderer spürt nicht den Hauch von Stress.

Das sind alles mögliche Antworten auf die Frage: »Kann ich diese Situation bewältigen?« Die Antwort dazu kommt zuerst von Ihrem Unterbewusstsein, das Ihnen das gespeicherte Muster zeigt. Als freier Wille haben Sie nun die Chance, das Muster zu bestätigen oder ein neues Muster auszuprobieren. Eine Einladung, Ihre Souveränität zu stärken!

Persönliche Souveränität steigt in dem Maße, in dem wir unseren freien Willen nutzen. Das geschieht, indem Sie für sich selbst festlegen, welche Maßnahmen Sie ergreifen, wie Sie in jeder Situation reagieren und wie Sie Dinge interpretieren, egal, ob Sie diese selbst gewählt haben oder damit von außen konfrontiert wurden.

Übung:

Ich bin machtvoll!

Sprechen Sie den Satz »Ich bin machtvoll« einige Male laut aus, und achten Sie dann darauf, welche Körper- und Gefühlsreaktionen Sie zu dieser Aussage wahrnehmen. Was Sie wahrnehmen, ist die Reaktion Ihres Unterbewusstseins. Wenn es eine angenehme Reaktion ist, ist das Machtvollsein als etwas gespeichert, was für Sie tatsächlich wahr und erstrebenswert ist. Bei einer unangenehmen Reaktion macht Ihnen Machtvollsein Stress.

Mit einer Abwandlung der Übung können Sie positive Reaktionen verstärken bzw. negative Reaktionen verändern.

Stellen Sie sich vor, etwas Machtvolles stehe hinter Ihnen, das kann ein Tier, eine Pflanze oder eine Person

sein, die Sie mit einem guten Gefühl von Macht verbinden. Spüren Sie diese Macht, und sprechen Sie dann den
Satz »Ich bin machtvoll« wieder einige Male aus. Achten
Sie danach wieder darauf, welche Reaktionen Sie wahrnehmen.

Übung:

Piko-Piko-Atmung – die eigene Macht stärken

Diese Atemtechnik ist einfach und sehr wirksam. »Piko«
bedeutet im hawaiianischen »Nabel«. Der Nabel wird als
Zentrum der Macht eines Menschen gesehen.

Sie stärken Ihre Macht, indem Sie sich beim Einatmen
auf den Scheitelpunkt Ihres Kopfes konzentrieren und
beim Ausatmen auf Ihren Nabel. Damit entsteht eine
Energiewelle, allein durch das Verschieben Ihrer Aufmerksamkeit vom Scheitel zum Nabel. Machen Sie einige
Atemzüge in dieser Form, und beobachten Sie anschließend, wie Sie sich nach Piko-Piko fühlen.

Die Piko-Piko-Atmung ist ein sehr kraftvoller Einstieg für
jede Form der Heilarbeit mit den Genen. Je machtvoller
Sie sich fühlen, desto mehr Wirkung zeigt Ihre Heilarbeit.

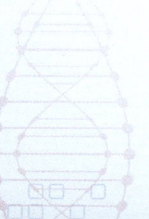

Übung:

Rollenwechsel

Mit unseren Gedanken und Gefühlen erschaffen wir unsere eigene Welt. Wir inszenieren Komödien und Tragödien. Wir selbst sind der Hauptdarsteller und der Regisseur. Wir erleben uns und andere als Entertainer, Drama Queen, Aschenputtel, Vermittler, Perfektionist oder Chaot.

Jeder von uns findet sich, je nach Umfeld und Situation, tagtäglich in unterschiedlichen Rollen wieder. Die meisten Rollen haben wir irgendwann einmal festgelegt, und wenn wir eine bestimmte Situation erleben, gehen wir aus Gewohnheit in die dazugehörige Rolle.

Ich lade Sie ein, sich eine Ihrer Rollen auszuwählen, in die Sie nicht mehr schlüpfen wollen. Lassen Sie nochmals Erinnerungen aufsteigen, und lassen Sie ein Bild von sich in dieser Rolle entstehen. Nehmen Sie dann dramatisch Abschied davon, verbrennen oder vergraben Sie diese Rolle und die dazugehörige Maske.

Entscheiden Sie dann, welche Rolle Sie ab jetzt in Situationen dieser Art einnehmen möchten. Gestalten Sie sich ein Kostüm, das dieser Rolle entspricht, und visualisieren Sie die dazugehörige Körperhaltung und Körpersprache. Spüren Sie hin, ob diese neue Rolle mit Wohlgefühl verbunden ist. Wenn nicht, benutzen Sie die Piko-Piko-Atemtechnik, um das Wohlgefühl auszulösen.

Freuen Sie sich auf Ihren ersten Auftritt in der neuen Rolle!

7. Prinzip – Reagieren Sie flexibel, und betrachten Sie die Resultate!

- Was hat sich verändert, seit Sie begonnen haben, dieses Buch zu lesen?
- Was von dem Gesagten ist für Sie nützlich?
- Was haben Sie schon ausprobiert?
- Welche positiven Erfahrungen haben Sie gemacht?
- Wie denken Sie zum jetzigen Zeitpunkt über Gene und Genregulation?
- Wie gehen Sie mit den gewonnenen Erkenntnissen um?
- Wird Ihr Denken von Vertrauen oder von Zweifeln bestimmt?
- Was trauen Sie sich in Bezug auf Genregulation zu?

> Etwas in der Theorie zu wissen, ist eine gute Sache, doch etwas tatsächlich zu bewirken, das ist die wahre Meisterschaft.

»Den Meister erkennt man an seinen Resultaten.« Diese Aussage spiegelt die Haltung von Huna in Bezug auf Erfolg wider. Es gibt nicht *den* Heilweg und schon gar nicht *die* Heilmethode. Sie sind immer wieder dazu aufgefordert, Ihren Weg zu finden, auch in Bezug auf die Regulation Ihrer Gene. Gehen Sie liebevoll mit sich um, und erfreuen Sie sich an jeder noch so kleinen positiven Veränderung, die Sie bewirkt haben. Wir sind immer unser eigener Heiler, und je heilender unser Umgang mit uns selbst ist, desto wirkungsvoller sind wir.

Sie müssen die Welt der Gene und Epigenetik nicht in- und auswendig kennen und auch nicht alles, was Sie je gelesen oder gehört haben, umsetzen. Was Sie definitiv tun sollten, ist, immer wieder innezuhalten und zu reflektieren, was Sie mit Ihrer Einstellung, Ihrem Verhalten, Ihren Gedanken in Bezug auf Ihre Genaktivität erreicht haben und sich für das loben, was Sie Positives bewirkt haben. Dann können Sie darüber nachdenken, wie Ihre nächsten Schritte aussehen.

Übung:

Das universelle Heilungsfeld der Genregulation

Ein Feld ist eine Ansammlung von Energie, die durch Verbindungen gespeist wird. Diese Verbindungen entstehen durch Fokus und gemeinsame Sichtweisen. In der Quantenphysik kennt man dieses Phänomen und bezeichnet es als bewusste Ausrichtung. Ein Heilungsfeld ist ein Feld mit der bewussten Ausrichtung auf Heilung in jeder Form. Die innere Einstellung des Menschen ist der Schlüssel zur Heilung. Wir wechseln permanent zwischen solchen Feldern hin und her. Wenn wir uns um unsere Familie sorgen, befinden wir uns im Feld der Sorgenmacher. Wenn wir gerade Freude und Genuss am Leben haben, sind wir im Feld der Lebensgenießer. Jeder Mensch ist ein eigenes kleines Feld, das wirkt und beeinflusst und sich mit anderen Feldern bewusst verbinden kann.

Meistens sind wir unbewusst in einem Feld. Es ist eine wunderbare Erfahrung, ganz bewusst die Verbindung zu einem Feld herzustellen. Heute gehen Sie in das Feld der Genregulierer, ein Feld von Menschen, die mit großem

Vertrauen in ihre Macht und in ihre Fähigkeiten Einfluss auf die Aktivität ihrer Gene ausüben:

Sie stehen in Gedanken vor einer weißen Tür. Machen Sie sich bewusst, dass Sie mit dem Drücken der Türklinke das Feld der Genregulation betreten.

Öffnen Sie die Tür, und gehen Sie in dieses Feld. Nehmen Sie das Feld als Ganzes wahr. Wie zeigt es sich Ihnen? Wie fühlen Sie sich in diesem Feld?

Konzentrieren Sie nun Ihren Blick auf all die Menschen, die Teil dieses Feldes sind und ihre Erfahrungen dort hineingeben. Wie fühlt es sich an, dazuzugehören und mit ihnen vernetzt zu sein?

Sie können dieses Feld immer nutzen, für jede Aktivität mit Bezug auf Ihre Gene. Sie kennen nun das Feld, haben Zugang und damit immer die Möglichkeit, sich zu vernetzen. So funktioniert genetisches Networking!

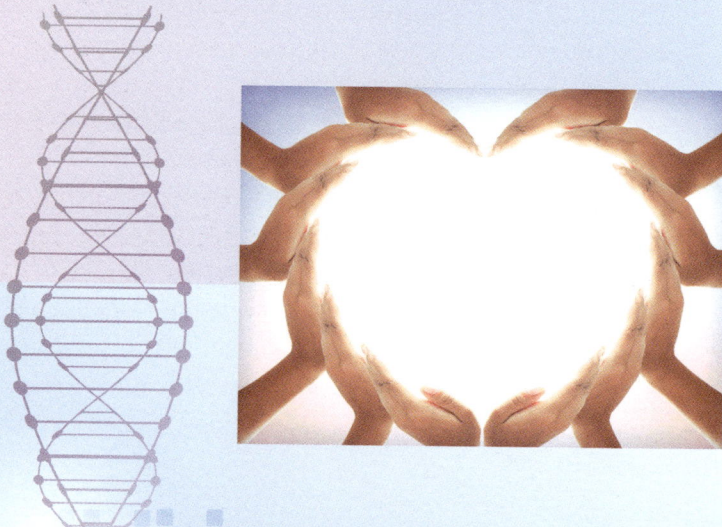

Hier finden Sie eine Zusammenfassung des gesamten Kapitels in Form von Affirmationen, die Ihren freien Willen und Ihre Kraft zur Genregulation stärken.

→ **Ich bin bewusst!** Ich bin mit allem im Universum in Beziehung. Jede harmonische Beziehung, die ich habe, wirkt sich positiv auf meine Gene aus.

→ **Ich schenke mir Freiheit!** Ich betrachte die Arbeit mit den Genen als Abenteuer, das mir die Freiheit schenkt, harmonischer und gesünder zu sein.

→ **Ich konzentriere mich auf das Nützliche!** Unnatürliche Spannung zu lösen, macht mich stärker in allem, worauf ich mich ausrichte.

→ **Ich werde jetzt aktiv!** Ich will im Fluss sein, Staumauern des Widerstandes abbauen und die Energie durchfließen lassen.

→ **Ich lebe mit mehr Liebe!** Positive Erinnerungen haben für mich die größte Bedeutung, ungute Muster verändere ich. Damit stärke ich die Liebe zu mir und zu meiner Macht, meine Gene zu beeinflussen.

→ **Ich setze meine Macht ein!** Ich wachse in die Rolle hinein, meine Genaktivität bewusst zu steuern. Machtvoll meinen freien Willen einzusetzen, ist für mich ganz natürlich. Ich erlaube mir, souverän zu sein.

→ **Ich reagiere flexibel und betrachte die Resultate!** Ich passe Ideen und Anregungen individuell für mich an. Ich wende Neues mit Neugierde an und reflektiere, was sich dadurch positiv verändert. Ich sehe mich eingebunden in das Feld der Gensteuerung.

Genregulation auf der seelischen Ebene

Warum beginne ich ein Kapitel zur Genregulation auf der Seelenebene mit Ausführungen über Grenzen und Erinnerungen? Ganz einfach, weil Erlebnisse aus den ersten Lebensjahren und viele unangenehme Erfahrungen uns und unser Seelenleben geprägt haben. Wir haben diese Prägungen in Form von Grenzen in unseren Erinnerungen gespeichert.

Diese Grenzen schauen wir uns in diesem Kapitel näher an. Das ist aktives, liebevolles Aufräumen mit Einschränkungen der Vergangenheit, die bis heute in Ihr Leben hineinwirken. Bildlich gesprochen reißen Sie große Wände oder auch kleine Mäuerchen ein und schenken sich einen neuen Spiegel zur Selbstwahrnehmung.

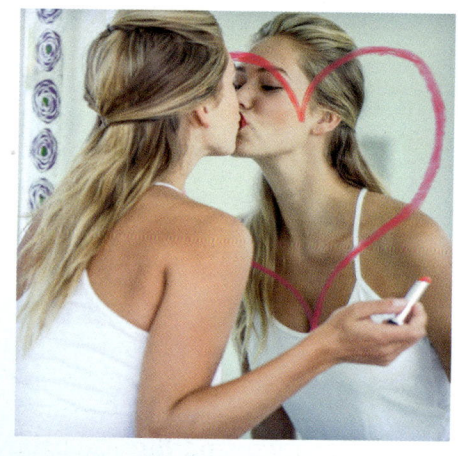

Diese Heilarbeit hat enormen Einfluss auf die Aktivität Ihrer Gene. Belastende Erinnerungen, egal, wie alt, haben Programmierungen und Muster geschaffen, die Stressaktivitäten auslösen, anders ausgedrückt, darüber entscheiden, welche Gene aktiviert werden. Oftmals sind das Genaktivitäten, die eben nicht unser Gesundsein fördern, sondern mehr oder weniger schleichend Erkrankungen zum Vorschein bringen. Lassen Sie uns die Hintergründe dazu betrachten, bevor wir mit der konkreten Heilarbeit vergangener Lebenssituationen beginnen.

Grenzen

Wir stoßen an unsere Grenzen, im Sport, in Beziehungen, in Hinsicht auf unsere Belastbarkeit oder auf unser Vorankommen. Wir glauben dann häufig, das Leben bremse uns aus, durchkreuze unsere Pläne, doch wir selbst bremsen uns aus und lassen uns erstarren. An Grenzen zu stoßen, ruft oft Frustration, Wut, Hilflosigkeit, Verzweiflung oder sogar Depression hervor. Viel Aufwand nur weil wir an eine Grenze gestoßen sind. Diese Grenze existiert nicht von sich aus, nein, wir haben sie irgendwann einmal gedanklich festgelegt. Wir haben beschlossen, dass es hier für uns nicht weitergeht, dass wir das nicht können, dass wir dafür nicht geeignet sind. Jeder von uns hat Tausende dieser Grenzen. Wir können jederzeit Grenzen überprüfen, um zu entscheiden, ob wir sie beibehalten, ändern oder entfernen wollen. Bevor wir dies tun, müssen wir uns zuerst dieser Grenzen bewusst sein, die Grenzen erkennen.

> Grenzen erstellen wir in Gedanken, und gedanklich lösen wir sie auch wieder.

»Gehe nicht über deine Grenzen«, tönt vielleicht noch als Warnung in Ihren Ohren. Doch wo sind Ihre Grenzen? Sind sie tatsächlich dort, wo Sie sie gerade wahrnehmen? Möglicherweise haben Sie Ihre Grenzen noch gar nicht erreicht. Wenn Sie sich darauf konzentrieren, was Ihnen nicht möglich ist, anstatt darauf, was möglich ist, werden Sie die Antwort nie erfahren.

Gewöhnen Sie sich zuerst einen flexibleren Umgang mit Grenzen an. Immer wenn Sie eine Grenze wahrnehmen, sagen Sie sich: »Ich habe einen Hinweis entdeckt, der mich zum Nachdenken über eine Form der Veränderung anregt.« Das könnte ein Umdenken, die Änderung eines Gefühls, eine Plan- oder Verhaltensänderung oder eine neue Gewohnheit sein. Veränderungen geschehen, ob wir sie mögen oder nicht. Wenn es Ihnen jedoch gelingt, Grenzen als Hinweis auf Veränderung zu sehen, geht es Ihnen besser, und Sie erholen sich schneller. Es ist nicht immer einfach, aber eine gute Einstellung hilft, mit Grenzen und Veränderungen umzugehen.

Übung:

Grenzen neu betrachten

Unser Leben ist voll von Dingen, die als Einschränkung oder Grenze gesehen werden können. Erinnern Sie sich an eine Situation, die Sie als Grenze erlebt haben. Betrachten Sie nun diese Situation als einen Hinweis auf Veränderung. Wie könnte so eine Änderung aussehen? Wäre es möglich, anders darüber zu denken, Ihr Gefühl dazu zu verändern, einen Plan abzuwandeln, oder ist es Zeit, eine Gewohnheit zu ändern? Wie fühlt es sich an, aktiv nach Möglichkeiten zu suchen, anstatt passiv vor dem Hindernis zu stehen?

WIE MIT DER VERGANGENHEIT UMGEHEN?

Wenn wir im Fundus unserer Erinnerungen graben, entdecken wir eine Vielzahl an Grenzen. Das bringt uns sofort zu der Frage: »Kann ich meine Vergangenheit oder die meiner Vorfahren ändern?« Ja, das können Sie. Die Vergangenheit ist nur ein gedankliches Konstrukt, eine Erinnerung. Maßgebend ist, wie Sie heute damit umgehen. Ihr Körper hat alle Lebenserfahrungen aufgezeichnet. Es braucht nur einen bestimmten Reiz, und Ihr Körper öffnet die Erinnerung.

GEGENWÄRTIG SEIN

Wir leben im Jetzt. Vergangenheit gibt es nur, weil wir Erinnerungen haben. Wenn Sie sich ein Erlebnis in Erinnerung rufen, lösen Sie jetzt körperliche und emotionale Reaktionen aus, Sie aktivieren keinesfalls die alten Gefühle. Wie intensiv die Reaktionen sind, hängt von der Intensität, Bedeutung und Lebendigkeit der Erinnerung ab. Für Ihren Körper gibt es nur die Gegenwart. Er erlebt eine Erinnerung, als würde sie jetzt gerade stattfinden.

Unser Körper tauscht ständig Körperzellen aus. Rein rechnerisch müssten wir innerhalb von sieben Jahren rundum erneuert sein, Spuren von Unfällen und Verletzungen dürfte es dann nicht mehr geben. Doch es gibt sie, weil Ihre Erinnerungen dafür sorgen, dass sie bestehen bleiben. Sie haben zu jeder Zeit die Chance, den Einfluss der Vergangenheit auf Ihr Leben zu ändern. Gegenwärtig sein bedeutet, hinzuschauen, welche Reaktionen eine Erinnerung heute bei Ihnen auslöst, um dann zu entscheiden, ob Sie das genau so noch wollen. Sie haben keinen Vertrag mit den Erinnerungen geschlossen, wie lange und in welcher Weise sie am Leben zu erhalten sind. Jede Veränderung hat eine direkte Wirkung auf Ihr körperliches und seelisches Befinden und darauf, wie Sie über sich denken, was Sie sich zutrauen und wo Sie Ihre Grenzen sehen. Die Veränderung einer Erinnerung öffnet Ihnen ein Spektrum an Möglichkeiten. Wir müssen die Gegenwart und wie wir uns fühlen, handeln und sehen wollen wichtiger nehmen als die Vergangenheit, sonst bleiben wir das kleine Baby oder der schüchterne Teenager, solange wir leben.

Übung:

Im Jetzt sein

Es hat viele Vorteile, im Jetzt zu sein. Genießen Sie den gegenwärtigen Augenblick als einen Ort des Friedens und der Heilung. Im Jetzt können Sie sich entspannen, Ihre Energie verstärkt sich, Sie aktivieren Ihr Vertrauen und erhöhen Ihre Effektivität. Betrachten Sie etwas Schönes in Ihrer Umgebung, und verweilen Sie dort. Stellen Sie sich vor, es gibt nur noch Sie und diesen Gegenstand, alles andere ist ausgeblendet. Spüren Sie Ihre Reaktion auf diesen Moment, in Form von Ruhe, Vertrauen, Frieden oder einer anderen Form von Entspannung und Geborgenheit.

Den gegenwärtigen Augenblick bewusst zu erleben, kann eine sehr gute Vorbereitung sein, wenn Sie an sehr belastenden Erinnerungen arbeiten möchten.

Übung:

Wie bin ich heute?

Rufen Sie sich eine belastende Situation der Vergangenheit ins Gedächtnis, und überlegen Sie, wie alt Sie zu diesem Zeitpunkt waren. Vergegenwärtigen Sie sich noch einmal, wie Sie damals gehandelt haben. Stellen Sie sich dann vor, dieselbe Situation würde heute stattfinden. Wie würden Sie heute reagieren und Ihre Lebenserfahrung zum Einsatz bringen? Lassen Sie in Gedanken den neuen Ablauf entstehen. Machen Sie sich bewusst, dass Sie nicht mehr die Person von damals sind. Schenken Sie sich dieses »Erwachsenwerden«!

Erinnerungen

Die moderne psychologische Forschung belegt, dass sich eine Erinnerung und alle mit ihr verbundenen Erinnerungen permanent verändern. Wir schreiben Erinnerungen unbewusst um. Studienteilnehmern wurde ein Verkehrsunfall simuliert. Im Anschluss daran sollten sie den Unfallhergang schildern. Alle hatten denselben Unfallfilm gesehen, dennoch schilderte jeder Teilnehmer den Unfall anders. Einige Tage nach der ersten Schilderung hatte sich die Erinnerung an den Unfallablauf nochmals verändert.

Sie sehen, unser Gedächtnis ist subjektiv und formbar. Das Aufrufen einer Erinnerung können Sie mit dem Öffnen und Bearbeiten einer Textdatei vergleichen: Bei jedem Aufruf verändern sich der Inhalt, die Wahrnehmung und die Gefühle, und die neue Version wird abgespeichert. Wir erinnern uns längst nicht mehr an die Originalversion.

Die neue Version wird beeinflusst durch die Stimmung, in der wir sind, wenn wir sie erzählen, dadurch, wie wir sie ausschmücken, in welchem Kontext und Umfeld wir sie erzählen, welcher Person wir sie schildern und wie unser Gegenüber darauf reagiert. Die Speicherung der neuen Version hat zur Folge, dass sich auch damit verbundene Erinnerungen automatisch verändern, umgeschrieben und neu gespeichert werden.

ERINNERUNGEN UND ERFAHRUNGEN

Eine schlechte Erinnerung steht symbolisch für eine unangenehme Erfahrung, aber sie ist nicht die Erfahrung selbst. Eine Erfahrung ist z.B. ein heftiger Streit mit dem Vater. Die Erinnerung besteht aus der wütenden Stimme des Vaters, den Worten, die benutzt wurden, der Angst vor seinem Jähzorn, dem Gefühl, auf dem Stuhl festzukleben, der Spannung im Kopf, dem Unvermögen, einen klaren Satz zu formulieren, und der Ungeduld, dass die Standpauke zu Ende gehen möge.

ERINNERUNGEN UMSCHREIBEN

Sie können Erinnerungen bewusst ändern. Damit ändern Sie nicht das Ereignis selbst – das geht nicht, denn es gehört einer abgeschlossenen Vergangenheit an –, was Sie aber ändern können, ist, wie Sie ein vergangenes Ereignis bewerten und emotional erleben. Damit geben Sie Ihrem Körper die Möglichkeit durchzuschnaufen, denn Ihr Körper handelt entsprechend Ihrer Einstellung. Wenn Sie weiterhin das hilflose Kind sein wollen, behalten Sie Ihre Erinnerung bei. Wünschen Sie sich dagegen, ernst genommen zu werden, dann schreiben Sie Ihre Erinnerung um, indem Sie anders über sie denken, neu handeln und fühlen. Mit jedem Atemzug, den Sie tun, öffnet sich ein neues Jetzt, eine neue Schöpfungsplattform mit unendlichen Gestaltungsmöglichkeiten. Sie haben nichts verpasst, im Gegenteil, die neue Chance steht mit Ihrem nächsten Atemzug in den Startlöchern. Zaubern Sie sich eine bessere Zukunft!

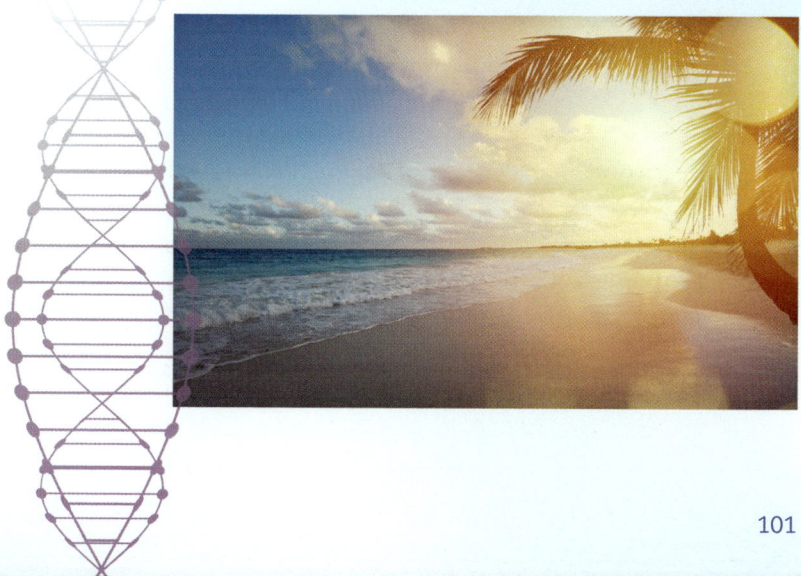

Schema:

Erinnerungen verändern

Rufen Sie sich ein unglückliches oder belastendes Ereignis ins Gedächtnis. Spüren Sie zuerst, wo Sie dazu im Körper eine unangenehme Reaktion wahrnehmen. Arbeiten Sie dann aktiv an der Änderung dieser Erinnerung. Stellen Sie sich Ihre Erinnerung als Fantasiefilm vor. In diesem Film sind Sie Regisseur und Hauptdarsteller zugleich. Wandeln Sie die äußeren Umstände ab, indem Sie …

- das Geschehen an einen anderen Ort verlegen,
- Ihre Kleidung und Frisur ändern,
- andere Geräusche hinzufügen,
- witzige Dinge hinzufügen,
- Zusatzeffekte einbauen,
- die Tonqualität oder Sprache ändern und
- die Ausstattung (Möbel, Dekoration, Gegenstände) austauschen.

Sie können auch eine Neuauflage dieses Erinnerungsfilms drehen und den Film komplett löschen. Prüfen Sie danach, wie Sie jetzt körperlich und emotional auf das Ereignis reagieren. Ein Wiederholen dieser Übung kann je nach Erinnerung sinnvoll sein!

Der Ablauf dieser Übung stellt das Schema dar, nach dem Sie an allen bewussten Erinnerungen Ihres Lebens arbeiten können. Nehmen Sie sich die Freiheit, dieses Schema nach Ihren Bedürfnissen abzuwandeln.

Mit dieser Heilarbeit verändern Sie den Stellenwert und die körperlichen und emotionalen Auswirkungen von Erinnerungen. Wenn Sie das erfolgreich machen, lösen sich Spannungen im Körper, Energie wird zum Fließen gebracht, der Einfluss einer Erinnerung verändert sich und wirkt sich positiv auf Ihre Genaktivität aus. Stressaktivierungsmuster werden bedeutungslos, und genetische Gesundheitsprogramme nehmen ihren Platz ein.

Anregungen für neue Versionen von Erinnerungsfilmen:

- ↪ Umzug
- ↪ Geburt eines Geschwisterchens
- ↪ erste sexuelle Kontakte
- ↪ Berufswahl
- ↪ Verlust einer Freundschaft
- ↪ Trennung
- ↪ Erkrankung eines Elternteils
- ↪ Tod eines Angehörigen
- ↪ Berufsbeziehungen
- ↪ Wechseljahre

> Eine positive Erinnerung ruft positive Genaktivität hervor, während eine unangenehme Erinnerung eine ungesunde Genaktivität fördert.

Ihr Körper nutzt jede Chance, um sich noch wohler zu fühlen. Verachten Sie nicht die kleinen Veränderungen in solchen Erinnerungsfilmen, denn diese haben durch ihre Vernetzung oftmals eine enorme Wirkung! Je länger und intensiver wir eine Erinnerung nacherleben, desto stärker ist ihre Wirkung auf uns. Die Natur hat uns epigenetische Mechanismen an die Hand gegeben, damit wir uns anpassen können. Anpassen bedeutet auch, dass wir unsere Vergangenheit so verändern, dass sie uns heute für unsere Gesundheit von Nutzen ist, indem wir alte genetische Muster verändern.

Ihr Leben entrümpeln: Unangenehme Erinnerungen in Kraftquellen umwandeln

> Die bewusste Umwandlung prägender Erinnerungen Ihres Lebens ist eine ungewöhnliche Form von Psychotherapie.

Von der klassischen Psychotherapie weiß man, dass im Laufe therapeutischer Sitzungen epigenetische, an das Gen angehängte, Schalter verändert oder abgebaut werden. Das braucht seine Zeit. Schließlich wurden diese Schalter auf lange Haltbarkeit ausgerichtet. Die Heilung von Erinnerungen lindert körperliche und seelische Erkrankungen. Sie verändern damit Reaktionsmuster in Ihrem Körper und unterbrechen Programme, die Stresshormone aktivieren. Das hat eine enorm positive Wirkung und ist aktive Genregulation. Statt auf die Hilfe von Psychopharmaka zu zählen, verändern Sie mit dieser Heilarbeit Fehlregulationen von Nervenbotenstoffen und sorgen dafür, dass Ihr Körper selbst einen biochemischen Gesundheitscocktail mischen kann, der eine gesunde Genaktivität hervorruft.

Egal, ob Sie bewusste Erinnerungen an etwas haben oder nicht, die folgenden Rituale stärken Sie, schenken Ihnen mehr Selbstwert und säen positive Samen für eine gesunde Genaktivität. Körperliche und seelische Störungen sind oft mit Lebenserfahrungen verbunden, die mit unzuverlässigen Bindungen, Verlustangst, hohem Anpassungsdruck an Bedürfnisse und Gebote anderer, Erfahrungen von Gewalt, Vernachlässigung oder Überforderung einhergehen. Solche Erfahrungen können wir in jeder

Phase unseres Lebens gemacht haben. Selbst wenn wir eine gute Kindheit erlebt haben, gibt es immer Verbesserungsmöglichkeiten, und warum sollten Sie diese nicht nutzen, um sich damit mehr Lebenskraft, Souveränität und Lebenslust zu schenken?

Sie können nun bestens vorbereitet wichtige Stationen und Lebenserfahrungen neu gestalten und damit belastende Erinnerung verändern. Jede Veränderung hat großen Einfluss darauf, welche Schalter an welchen Genen ein- oder abgeschaltet werden, damit Ihr gesundes Potenzial mehr strahlen und leuchten kann. Haben Sie Freude an diesem Tun, schließlich geht es um Sie, um Ihr Leben, und Sie sind es wert, sich die allerschönsten Erinnerungen zu schenken. Formen Sie nun nach Herzenslust und Laune neue wichtige Lebenserinnerungen, ganz nach Ihrem Geschmack und Stil. Wenn Sie zweifeln, ob das Sinn und Wirkung hat, dann erinnern Sie sich an das Kapitel »Genetische Selbstmeisterschaft«. Ihr Körper und damit die Aktivität Ihrer Gene entsprechen Ihrer Einstellung und Ihrem Vertrauen in Ihre Wirksamkeit. Vertrauen Sie sich und der Kraft, die in Ihnen steckt!

Zeugung als Kraftquelle

Die Gedanken, Gefühle und Umstände, die im Augenblick unserer Zeugung vorherrschten, haben großen Einfluss darauf, wie wir unser Leben gestalten und uns selbst wahrnehmen. Welche Gedanken beschäftigten Vater und Mutter, welche Gefühle standen im Vordergrund, und wie ausgeprägt war der Kinderwunsch? Glauben Sie mir, da ist nicht immer eitel Freud und

Sonnenschein. Und jede noch so harmonische Zeugung bietet noch Raum für Verbesserung. Sie sind es wert, die beste Zeugungsenergie zur Verfügung zu haben. Das ist der Funke, der ausschlaggebend dafür ist, wie leuchtend und kraftvoll Ihr Leben sein wird. Machen Sie aus Ihrem Lebensstart ein Feuerwerk!

Ritual:

Suchen Sie sich einen Platz in der Natur, der Ihren Idealvorstellungen für Ihre Zeugung entspricht. Dazu ist jeder Ort auf dieser Welt geeignet, egal, ob Sie schon dort waren oder ihn aus Bildern kennen. Sie können auch einen Ort in Ihrer Fantasie gestalten. Dieser Platz kann üppig ausgestattet sein mit Pflanzen, Tieren, Steinen oder sich ganz auf einzelne Elemente beschränken. Prüfen Sie, welche Jahres- und Tageszeit am besten geeignet ist.

Suchen Sie sich dann an diesem Platz je eine Quelle für die männliche und die weibliche Energie. Das können Sonne und Mond, das Meer und der Strand oder auch ganz abstrakt zwei Energieströme sein. Es hat sich als günstig erwiesen, nicht mit den Bildern von Vater und Mutter zu arbeiten, sondern symbolische Formen zu nutzen. Erleben Sie diesen Platz mit allen Sinnen, und gestalten Sie den Moment der Vereinigung der männlichen und weiblichen Kraft so schön und intensiv, wie Sie es sich wünschen. Nehmen Sie das Schlussbild in den Nabel, als neue kraftvolle Erinnerung an Ihre Zeugung, die ab jetzt in Ihr Leben hineinwirkt.

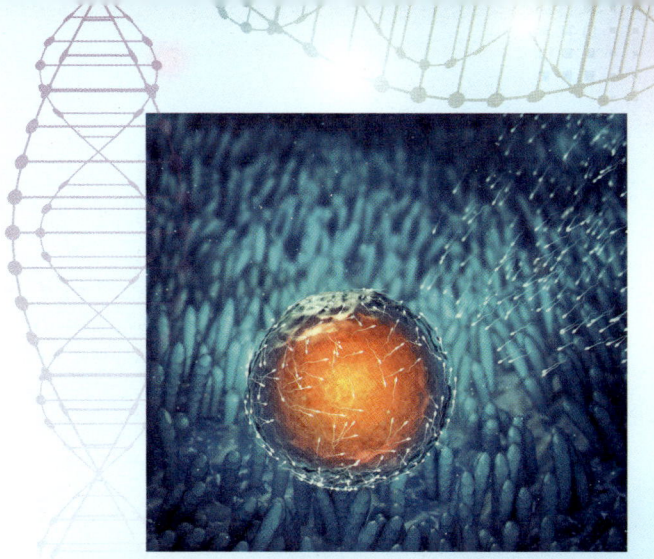

DIE ERSTEN TAGE NACH DER ZEUGUNG

Bei der Vereinigung von Ei- und Samenzelle prüfen das mütterliche und das väterliche Erbgut, ob sie wirklich miteinander
verschmelzen wollen. Anschließend nehmen sie sich Zeit, um
sich aufeinander einzustellen. Mit der Verschmelzung der Chromosomen von Vater und Mutter hat sich das Erbgut des neuen
Wesens gebildet. In den ersten drei Tagen findet die Zellteilung
noch nach einem in der Eizelle gespeicherten Programm statt.
Wir sind in dieser Zeit genetisch gesehen noch ein unbeschrie-
benes Blatt. Etwa ab dem vierten Tag wird das Erbgut des Embryos aktiv. Eine Prüfung des Umfelds findet statt, und dann
wird über die genaue Genaktivität entschieden. Je nachdem,
welche Lebenserfahrungen wir machen wollen, kommt entweder die mütterliche oder die väterliche Version eines Gens zum
Einsatz. Jetzt werden die ersten egigenetischen Markierungen
gesetzt, d. h. an den ersten Genen werden Schalter ein- und ausgeschaltet. Sie sehen, es sind nicht unsere Gene, die entscheiden, sondern wir als selbstbestimmtes Wesen.

Ritual:

Austausch von Mutter- und Vater-Genen

Für die Heilarbeit sind diese ersten Tage im Mutterleib eine Quelle großer Entwicklungsspielräume. Wir haben die Chance, grundlegende Entscheidungen darüber zu treffen, wie wir mit unserem Erbgut umgehen. Jede Entscheidung kann verändert werden.

Die folgenden Gedanken sind die Grundlage dieser Übung: Bei der Zeugung tauschen die Eizelle der Mutter und die Samenzelle des Vaters ihre Erinnerungen aus. Diese Erinnerungen an Erlebnisse, Krankheiten, Gefühle, Sichtweisen und Lebensmuster sind im genetischen Erinnerungspool der Familie gespeichert. Dieser Pool ist in jeder Zelle verankert, und wir können laufend darauf zurückgreifen. In diesen ersten Tagen nach der Zeugung haben wir das Genmaterial ausgewählt, das uns damals für uns und unsere Entwicklungsaufgaben passend erschien. Das kann sich verändert haben. So manchen Entwicklungsschritt sind wir schon gegangen, andere Entwicklungsfelder haben sich aufgetan, und für manche Erfahrungen sind Pausen nötig. Sie können jederzeit den Entschluss fassen, etwas davon an den Genpool zurückzugeben, und andere Dinge herausholen.

Stellen Sie sich vor, Sie wären wieder dieser kleine Embryo, der aus gerade einmal acht Zellen besteht. Sie sind voll bewusst, stehen am Steuer Ihres Lebensbootes. Sie

betrachten diesen Embryo mit Ihrer heutigen Lebenserfahrung und ihrem heutigen Entwicklungsstand. Sie können jetzt neu entscheiden, welches Genmaterial Sie an
den Erinnerungspool Ihrer Fami-
lie zurückgeben wollen und welches Sie neu aus dem Pool nehmen möchten. Lassen Sie sich
dabei von den Potenzialen leiten
und davon, welche Unterstützung Sie benötigen.

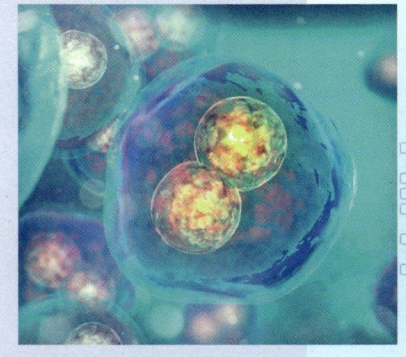

Sie können das Vater-Gen für
Durchblutungsstörungen wieder
in den Pool geben und stattdes-
sen das Vater-Gen für kräftiges, volles Haar herausneh-
men. Sie können das Sorgenmacher-Gen Ihrer Mutterlinie
tauschen gegen die stoische Ruhe Ihres Opas väterlicherseits. Sie können auch Anweisungen bezüglich Stressre-
aktionsmustern, wie z.B. »überbelastet sein«, »nicht los-
lassen können« oder »jähzornig sein«, dem Pool wieder
überreichen und stattdessen entspannende Reaktionsmuster herausholen.

Machen Sie sich am Ende dieses Rituals bewusst, dass
Sie zu jedem Zeitpunkt Ihres Lebens eine neue Auswahl
treffen können und damit Einfluss auf Ihre Gesundheit
nehmen können. Spüren Sie das Wohlgefühl, das daraus
entsteht.

Die 267 Tage der Schwangerschaft – Sprungbrett ins Leben

Bereits im Mutterleib haben Sie aktiv am Leben Ihrer Mutter und Ihres Vaters teilgenommen. Sie haben Informationen darüber, was in der Außenwelt geschieht, wahrgenommen und vor allem die Reaktionen Ihrer Mutter darauf gespürt. Sie haben beobachtet und erfahren, welche Reaktionsmuster im engen Familienumfeld vorherrschen und wie nahestehende Personen mit der Schwangerschaft umgehen.

Ein ungeborenes Kind reagiert extrem sensibel auf äußere Einflüsse. Seine Reaktionen darauf legen Steuerungsmechanismen der Genaktivität fest, die unter Umständen ein Leben lang wirken. Ist eine Frau während der Schwangerschaft dauerhaft gestresst oder verängstigt, wird der Fötus über die Nabelschnur mit dem Stresshormon Cortisol überflutet. Das sorgt dafür, dass Stress regulierende Gene stumm geschaltet werden, was sich nachhaltig darauf auswirken kann, wie das Kind im späteren Leben mit Stress umgeht.

> Schon im Mutterleib werden Erinnerungen gespeichert und im Körper festgeschrieben.

Das ungeborene Kind braucht liebevolle Zuwendung, Streicheleinheiten und alle Formen einer liebevollen Verbindung wie Singen, Reden und das Wahrnehmen der strampelnden Beinchen. Im Mutterleib wird der Same dafür gelegt, wie gut Vertrauen und Selbstbewusstsein im späteren Leben ausgeprägt sind, wie ängstlich ein Mensch ist oder ob er eine niedrige oder hohe Stressschwelle besitzt. Egal, welche Art von Stress Sie als Kind bewusst oder unbewusst im Mutterleib erlebt haben. Sie haben die Möglichkeit, dieses »Stressbaby« zu heilen und sich ein neues Leben zu schenken.

Im alten Hawaii gab es die Figur der Hüterin, diese Person war für das Seelenleben der Mutter und des ungeborenen Kindes zuständig. Sie hatte die Macht, Familienmitglieder anzuweisen, Verhalten, Umgangston oder emotionale Einstellung zu ändern, Dinge auszudiskutieren oder die schwangere Frau aus dem Konfliktherd herauszunehmen.

Ritual:

Sich eine Hüterin für die Zeit im Mutterleib erträumen

Suchen Sie sich ein Wesen aus, das Ihren Vorstellungen von einer Hüterin für ein ungeborenes Kind entspricht. Gestalten Sie dieses Wesen in Ihrer Fantasie so detailliert aus, wie Sie mögen. Gehen Sie mit Ihrer Hüterin durch die 267 Tage (oder kürzer, wenn Sie es eilig hatten), sehen Sie sich wachsen, und stellen Sie sich vor, dass diese Hüterin jegliche dunklen Wolken, die in dieser Zeit auftauchen, egal, welcher Art, mit ihrem Zauberstab auflöst. Diese Hüterin schenkt Ihnen liebevolle Zuwendung, streichelt Sie, schenkt Ihnen Aufmerksamkeit, singt und spricht mit Ihnen auf die angenehmste Weise.

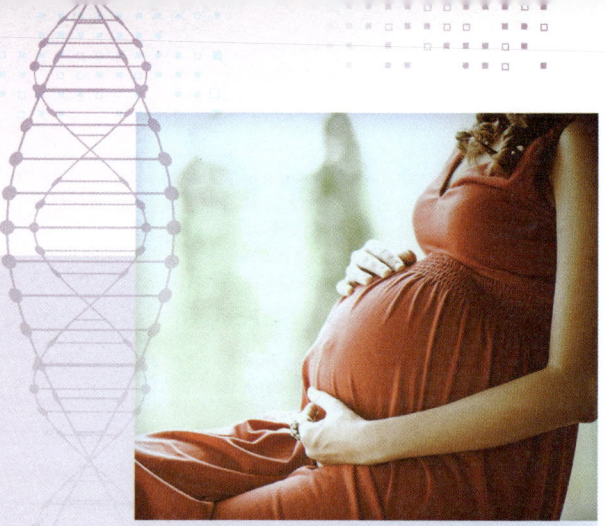

Übung:

Das Zuhause im Mutterleib erschaffen

Stellen Sie sich sich als kleines Wesen im Mutterleib vor, und gestalten Sie sich das beste Zuhause, das Sie sich nur vorstellen können – ein Zuhause, das kuschelig warm, liebevoll und mit allem ausgestattet ist, was Sie zum Wachsen und Entwickeln brauchen. Ein Zuhause, das Ihnen Geborgenheit schenkt und Sie mit dem Herzschlag Ihrer Mutter verbindet, der die Worte »Ich liebe dich« in sich trägt. Vielleicht mögen Sie die Gebärmutter mit Moos auspolstern, mit schönen Düften versehen, Ihre Lieblingslieder spielen lassen, einen Sternenhimmel gestalten und sich vorstellen, wie Ihre Hüterin Sie beschützt.

Wenn Sie eine schwierige Zeit im Mutterleib erlebt haben und Ihnen diese Übung schwerfällt, dann machen Sie einfach das, was Ihnen möglich ist. Sie können diese Übung immer wieder machen und in Ihrem Tempo Verbesserungen vornehmen.

Übung:

Die beste Rundumversorgung

Der Lebensstil der Mutter in der Schwangerschaft hat Einfluss auf die nächste Generation. Ihre Ernährung beeinflusst die Entwicklung des Embryos. Ein Mangel an Nährstoffen bei der Zeugung und im Laufe der Schwangerschaft hat großen Einfluss auf das Heranwachsen im Mutterleib und die spätere Gesundheit. Ist die Mutter unternährt, ist das Risiko, später an Herz-Kreislauf-Erkrankung, Diabetes oder Übergewicht zu leiden, größer. Genauso spielen Alkohol-, Nikotin- oder Drogenkonsum und die Belastung durch andere Giftstoffe eine Rolle.

Ergänzen Sie die zuvor beschriebene Übung »Sich eine Hüterin für die Zeit im Mutterleib erträumen«, indem Sie mit Ihrer Hüterin nochmals durch die 267 Tage im Mutterleib gehen und sich vorstellen, wie Sie mit den besten Nährstoffen, Mineralien und Vitaminen versorgt werden. Gönnen Sie sich die besten Nährstoffen in der richtigen Menge auf eine ausgewogene Weise, damit Sie kraftvoll und gesund im Mutterleib heranwachsen.

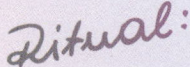

Ritual:

Vorgeburtliche Aufträge löschen

So mancher von uns kommt mit einem vorgeburtlichen Auftrag zur Welt. Dieser Auftrag wird im Laufe der Schwangerschaft erteilt. Das kann der unbedingte Wunsch der Eltern nach einem Sohn sein, einem Nachfolger fürs Geschäft, einem feingliedrigen Mädchen mit blonden Locken, einem Seelentröster oder einem Menschen, der sie nie verlässt. Aus Liebe zu Vater und Mutter sind wir bereit, diesen Auftrag zu übernehmen, und oftmals fühlen wir uns ein Leben lang daran gebunden. Ein Konfliktfeld entsteht, das unsere Entwicklung bremst und behindert.

Solche Rollenerwartungen in Form von vorgeburtlichen Aufträgen von Ihnen fernzuhalten, auch dafür ist Ihre Hüterin zuständig. Vorgeburtliche Aufträge werden immer aus einem Gefühl der Hilflosigkeit heraus erteilt.

Beauftragen Sie Ihre Hüterin, diesen Auftrag in Form einer Mappe an die Eltern zurückzugeben. Dabei berührt Ihre Hüterin Ihre Eltern mit ihrem Zauberstab und schenkt ihnen Zuversicht und Vertrauen. Auf diese Weise löst sich der Auftrag auf und liegt nicht mehr in Ihrer Verantwortung.

Geburt – Reise zum ersten Atemzug

Die Geburt ist ein einschneidendes Ereignis, sowohl für das Kind als auch für die Mutter. Die Mutter schwankt zwischen der Vorfreude auf den Neuankömmling, der Angst vor der Geburt und dem Muttersein und seufzt unter der Belastung des dicken Bauches. Für das Kind ist die Geburt das Durchschreiten eines Tores, das endgültige Ankommen in der materiellen Welt.

Ritual:

Die Geburt neu träumen

Versetzen Sie sich in Gedanken noch einmal zurück in die Zeit im Mutterleib. Sehen Sie sich als ungeborenes Kind kurz vor Beginn des Geburtsprozesses. Aktivieren Sie Ihre Erinnerung an Ihre Reise durch den Geburtskanal, so, wie sie gespeichert ist. Spüren Sie hin, wie bereit Sie sich gefühlt haben, wie Sie die Reise erlebt haben und wie leicht oder schwer es ging. Nehmen Sie dabei die Reaktionen der beteiligten Personen wahr und Ihren Umgang damit. Beenden Sie Ihre Reise, wenn Sie das Licht der Welt erblickt haben und im Arm Ihrer Mutter liegen.

Unsere Geburt ist ein Zeitpunkt großer Transformation. Je angenehmer dieser Prozess verlaufen ist, desto kraftvoller stehen wir im Leben. Aus diesem Grunde lade ich Sie ein, Ihre Geburt nochmals neu zu gestalten, und zwar so, wie Sie Ihre Geburt gerne erlebt hätten. Denken Sie dabei auch daran, dass Sie den Kreißsaal – oder wo immer Ihre Geburt stattgefunden hat – schön gestalten und alles in Ihrem Sinne ausschmücken und visualisieren können. Für Ihr Unterbewusstsein ist die Erfahrung maßgebend, die mehr sinnliches und emotionales Erleben bereithält. Also schenken Sie sich eine wunderbare Geburt.

Wenn Sie Mutter sind, dann können Sie dieses Ritual auch dazu verwenden, die Geburten Ihrer Kinder umzuträumen.

Das erste Lebensjahr – das eigene Umfeld entdecken

Sichere Bindungen und Zuneigung in der frühesten Kindheit sorgen für eine reduzierte Stressempfindlichkeit im Alter. Früh erfahrener Stress hingegen lässt die Toleranzgrenze für Belastungen sinken. Postnatale Depressionen, Schuldgefühle, weil das Stillen nicht möglich ist, Überforderung mit dem Schreibaby, finanzielle Sorgen, Ablehnung des Vaters, häufige Krankenhausaufenthalte der Mutter oder ständig wechselnde Bezugspersonen sind nur einige Beispiele, die unser Leben in unangenehmer Weise prägen. Sie führen dazu, dass an den Genen Schalter, die Stresshormone aktivieren, angeschaltet und aufgedreht werden und beständig so bleiben. Als Antwort auf die Lebensumstände entwickelt sich ein Stressreaktionssystem, das das Kind auf schlechte Lebensbedingungen vorbereitet. In dieser Zeit wird festgelegt, wie empfindlich wir sind und welchen Einfluss seelische und körperliche Belastungen auf die Aktivität unserer

Gene haben. Die Samen dafür werden gesät, ob wir mit Urvertrauen oder Angst durchs Leben gehen.

Im ersten Lebensjahr durchlaufen wir eine enorme Entwicklung: Aus dem hilfsbedürftigen Baby wird das Kleinkind, das auf seinen eigenen Beinchen die Welt entdeckt. Natürlich entwickelt sich ein Kind besser, wenn es in einem liebevollen, geborgenen Umfeld aufwächst, das sinnvolle Anregungen bietet. Wenn wir das nicht vorzuweisen haben, dann können wir unsere Imaginationsfähigkeiten nutzen und es uns mental erträumen. Das bedeutet nicht, in einer Traumwelt zu versinken oder der Wirklichkeit zu entfliehen. Nein, es ist aktive Psychotherapie mit dem Ziel, die eigene Genaktivität gesünder zu gestalten. Denken Sie daran, nichts ist für die Ewigkeit festgeschrieben. Die Natur hat uns so ausgestattet, dass wir uns ständig anpassen, unsere Gene ein- und abschalten können, um damit die Produktion von Stress- oder eben Entspannungshormonen zu aktivieren.

Wir können unsere Vergangenheit nach unseren Vorstellungen und Bedürfnissen gestalten, das ist der gleiche Anpassungsprozess wie an ein anderes Klima oder eine neue Nahrung. Wir geben unserem Leben eine positive Wendung. Vielleicht kennen Sie den Ausspruch: »Was man zu Anfang verpasst hat, muss man später büßen.«
Das gilt nicht für Sie! Mit der Kraft Ihres freien Willens und Ihrer Entschlossenheit legen Sie buchstäblich Genaktivitätsschalter zu Ihrem Wohle um.

Wir Menschen sind Anpassungskünstler.

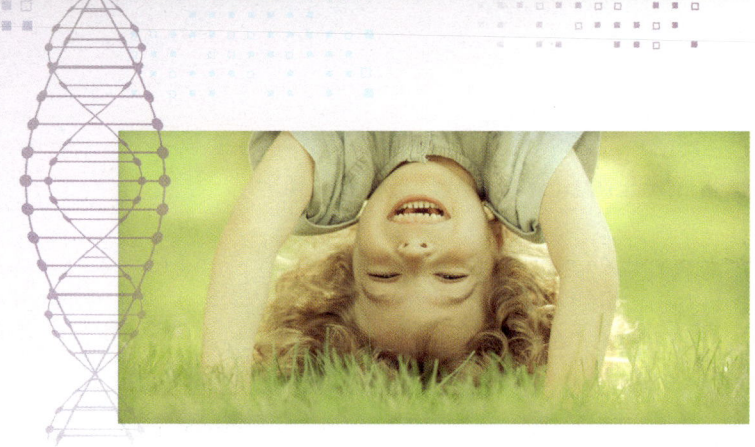

Eine gute Kraftquelle ist auch das Wandeln von Erinnerungen an Unfälle, Kinderkrankheiten und Arztbesuche in den ersten Lebensjahren. Ich habe mir nach dem Schema, das ich Ihnen zu Anfang dieses Kapitel vorgestellt habe, meine Erinnerungen an die ersten Zahnarztbesuche umgestaltet, genauso wie meine Mandeloperation. Schauen auch Sie, welche Erinnerungen Sie an den Kindergarten, die Einschulung und die Schulzeit haben, und wandeln Sie diese Erinnerungen nach Bedarf.

Die Pubertät – die große Revolution

Die Pubertät hat große Bedeutung, wenn es um die Aktivität unserer Gene geht. Sie bietet beste Möglichkeiten, um epigenetische Muster zu verändern, denn die Aktivität von Stresshormonen wird in dieser Zeit neu definiert. Abnabelung vom Elternhaus, körperliche Veränderung und das Finden der eigenen Individualität äußern sich als Provokation, Rebellion, Meinungsverschiedenheiten, Unverständnis und Emotionalität. Hormonell gesehen findet eine Erschütterung im Körper statt. Genschalter, die bisher inaktiv waren, werden aktiviert und bleiben ein Leben lang aktiv.

Schambehaarung, Bartwuchs, Stimmbruch und Wachstum des Busens gehören dazu, wenn wir geschlechtsreif werden. Viele Programmierungen lösen sich in dieser Phase auf, und neue Muster entstehen. Es herrscht Chaos. Dieses Chaos können wir nutzen, um ungute Programmierungen aufzulösen und neue Muster entstehen zu lassen. Wie wichtig diese Lebensphase für Prägungen genetischer Aktivitäten ist, wird meistens unterschätzt. Man ist einfach nur froh, dass diese nervige Zeit vorbei ist.

Übung:

Zurück in die Pubertät

Rufen Sie sich ein Bild von sich als pubertierenden Teenager ins Gedächtnis. Richten Sie Ihren Fokus auf die Kraft zur Veränderung, die Ihnen in dieser Zeit zur Verfügung stand. Entwickeln Sie ein Bild dieser Kraft, z.B. einen Turbomotor, Orkan oder etwas anderes, was für Sie eine enorme Antriebskraft darstellt.

Nehmen Sie diese Kraft, um richtungweisende Veränderungen in Ihrer Einstellung zu Stress vorzunehmen. Arbeiten Sie mit der Idee der epigenetischen Schalter. Rufen Sie sich Situationen ins Gedächtnis, die Sie als Stress empfinden. Stellen Sie sich dann vor, wie Sie den roten Schalter, der Stresshormone aktiviert, in jeder dieser Situationen ausschalten. Aktivieren Sie dann stattdessen den grünen Schalter, der Sie sich entspannen lässt.

Am Ende dieser Übung stellen Sie sich vor, dass Sie das bisherige Stressreaktionsmuster verbrennen. Gestalten Sie sich ein neues Muster in Form eines Mandalas.

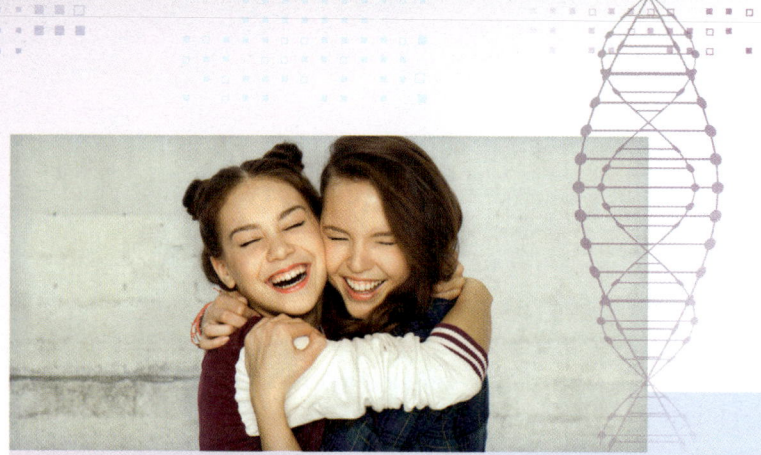

Übung:

Eingebunden sein

In der Pubertät sind gute Bindungen ganz wichtig. Je mehr Liebe und Verständnis ein Teenager erfährt und sich selbst gegenüber zeigt, desto stärker geht er durchs Leben.

Erinnern Sie sich an nährende Bindungen Ihrer Teenagerzeit, egal, ob es sich um Menschen aus der Familie, Nachbarschaft, um Verwandte, Gleichaltrige, Lehrer oder auch Haustiere handelt. Spüren Sie deren Liebe und Toleranz Ihnen gegenüber, und hüllen Sie sich darin ein.

Gehen Sie dann noch einmal durch ungute Erfahrungen der Pubertät, die mit Selbstablehnung zu tun haben. Überschütten Sie Ihr Pickelgesicht, diesen anderen Körper, die ungewohnte Stimme, den Rebellen oder die Unglückliche mit Blütenblättern der Liebe.

Alternativ können Sie auch mit dem schon bekannten Schema zur Veränderung von Erinnerungen (S. 102) arbeiten und besonders eindrückliche Situationen heilen.

Übung:

Durch Selbstwert und Wertschätzung die Aktivität von Stressgenen reduzieren

Das Gefühl, nicht wertvoll zu sein, ist eine extreme Form von Stress. Wir alle haben diese Erfahrung schon gemacht. Depressive Verstimmung ist die Folge und sorgt dafür, dass Genschalter aktiviert werden, die Schlafprobleme, Antriebslosigkeit oder Schmerzen hervorrufen. Verminderung und Verlust von Lebenskraft sind spürbar. Solchen Mangel an Selbstwert erfahren wir in Beziehungen, am Arbeitsplatz, in der Selbsteinschätzung, bei Trennungen oder durch Vergleiche mit anderen. Die Konzentration auf positive und nährende Bindungen und auf das, was wir können, reduzieren den Stress.

Die beste Beziehung sollten wir zu uns selbst haben. Hier ist die Wirkung auf unsere Genaktivität am stärksten. Verbessern Sie diese Beziehung, indem Sie sich darauf konzentrieren, was Ihnen alles leicht von der Hand geht, Sie im Schlaf beherrschen, wie z.B. Haare kämmen, lesen, sprechen, atmen, Zähne putzen, Kuchen backen, stricken, Glühlampe wechseln, Gartenarbeit usw.

Wie viele Tätigkeiten beherrschen Sie problemlos im Vergleich zu den wenigen, an deren Verbesserung Sie noch arbeiten?

Machen Sie diese Übung so oft, wie Sie sich wertvoller fühlen möchten!

Traumatische Erlebnisse

Ein Lebensereignis kann so belastend sein, dass es eine Art energetische Narbe hinterlässt. Dazu zählen traumatische Erfahrungen, wie ein Unfall, Katastrophen, Krieg, starke Schmerzen, Vernachlässigung, Mobbing, Vergewaltigung oder körperliche oder seelische Gewalt. Nicht immer können oder wollen wir uns an diese Erlebnisse erinnern.

Eine traumatische Erfahrung geht mit großen seelischen und körperlichen Schmerzen einher. Schamanische Kulturen sprechen davon, dass sich nach solchen Erfahrungen ein Teil der Lebenskraft eines Menschen abspaltet. Das bedeutet, wir blenden einen Teil von uns aus. Dieses Ausblenden lässt uns den Schmerz ertragen, verhindert aber, dass uns wichtige Lebensenergie zur Verfügung steht. Wir haben uns entschlossen, trotz dieser Erfahrung weiterzuleben, deshalb ist sehr heilsam für uns, uns diese Lebensenergie wieder verfügbar zu machen. Für solche Fälle gibt es ein schönes Ritual, mit dem wir an der Heilung dieser energetischen Narben arbeiten können.

Ritual:

Energetische Narben aus traumatischen Erlebnissen heilen

Stellen Sie sich den Teil, den Sie nach Ihrem traumatischen Erlebnis von sich abgespaltet haben, als Energiekugel vor, die sich in einer Höhle versteckt hält. Hier fühlt sie sich sicher und geborgen. Gehen Sie mit Ihrer Hüterin in diese Höhle. Bestücken Sie die Höhle mit Kerzen und farbigen Lichtquellen. Zeigen Sie diesem Teil von sich damit Ihre Liebe und Wertschätzung. Er hat Sie dieses Trauma überleben lassen. Sie möchten diese Lebenskraft wieder aktiv in Ihrem Leben spüren. Gestalten Sie eine Lichtverbindung zwischen der Energiekugel und Ihrem Nabel.

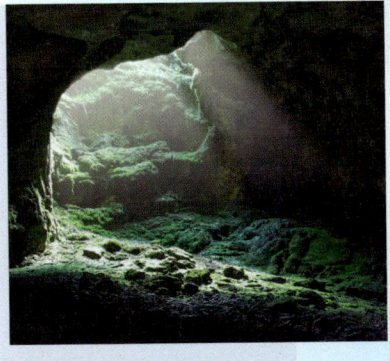

Benutzen Sie schöne Klänge oder eine Melodie als Einladung, damit er über die Lichtverbindung in Ihren Nabel wandert. Lassen Sie ihn Ihre Sehnsucht, sich wieder ganz zu fühlen, spüren und wie sehr Sie seine Kraft in Ihrem Leben brauchen. Spüren Sie am Ende des Rituals, mit welcher Form von Wohlgefühl sich diese Lebenskraft in Ihnen manifestiert.

Übung:

Notfallgedanken aktivieren

Ich habe einen Notfallgedanken, der in allen Situationen passt: »Alles läuft gut/bestens (aber vielleicht anders).« Dieser Gedanke hilft mir sehr, wenn ich das Gefühl habe, auf der Stelle zu treten. Er schenkt mir den Glauben, dass sich Türen öffnen, die ich gerade nicht sehen kann. Mit einem tiefen Atemzug und einem Seufzer geht es noch leichter, in diese Haltung zu kommen.

Genregulation auf der körperlichen Ebene

In diesem Kapitel ernten Sie noch mehr Früchte Ihrer Vorarbeit, die Sie in den Kapiteln »Die Welt der Gene« und »Die Welt der Epigenetik« geleistet haben. Sie werden erfahren, wie nützlich die Vertrautheit mit Ihren Zellen und Genen ist. Sie lernen Ihren Körper auf eine ganz neue Weise kennen, weil Sie jetzt Ihre große Lupe zur Hand nehmen und sein Innenleben erforschen.

Auf einen einfachen Nenner gebracht sind wir eine Anhäufung von lebendigen Zellen, die sich zusammengetan haben, um einen Menschen zu bilden. Sie haben im Kapitel »Genetische Selbstmeisterschaft« erfahren, dass Geist stärker ist als Materie und Sie deshalb Ihren freien Willen nachhaltig, konsequent und überzeugend einsetzen sollen. Das ist jetzt, wenn Sie mit Ihrem Körper arbeiten, besonders wichtig.

Übung:

Entwickeln Sie Überzeugungskraft

Stellen Sie sich einen Menschen vor, dessen Auftreten und Überzeugungskraft Sie bewundern. Betrachten Sie ihn genau, und entdecken Sie, was seine Überzeugungskraft ausmacht. Ist es seine Stimme, seine Körperhaltung, das Leuchten in seinen Augen, seine konsequente Einstellung? Kopieren Sie im Geiste diese Attribute, und stellen Sie sich vor, damit zu experimentieren und sie zu imitieren.

Da jeder Mensch an anderen Erkrankungen leidet, arbeite ich an dieser Stelle bewusst nicht exemplarisch mit einer Erkrankung, sondern gebe Ihnen ein Schema an die Hand, mit dem Sie jede Form einer körperlichen Erkrankung bearbeiten können. Es ist flexibel und individuell anwendbar.

Lassen Sie uns noch einmal rekapitulieren:

- Ihr Körper besteht aus Zellen. Er benötigt Bauanleitungen für Proteine, damit er Zellen jeder Art entwickeln und Ihren Körper instand halten kann. Proteine sind nicht nur Baumaterial, sondern auch Bausteine für Enzyme, Hormone oder Antikörper. Die Bauanleitungen liegen in Form der Gene vor. Diese befinden sich sicher verwahrt im Zellkern. Jede Zelle ist autonom und produziert alles, was sie braucht. Ein Bote, die RNA, bringt die Bauanleitung in die Proteinfabrik der Zelle. Dort werden neue Zellen und andere Bausteine produziert.
- Die Produktion läuft reibungslos, wenn die Zelle voll funktionsfähig ist, d.h. Produktion, Entsorgung, Versorgung mit Nährstoffen, Reparatur, Sauerstoffzufuhr, Qualitätskontrolle und Energieversorgung gehen reibungslos vonstatten.
- Epigenome entscheiden darüber, welche Gene aktiv oder inaktiv sind. Sie setzen Markierungen an Gene, die das jeweilige Gen ein- oder abschalten, die Aktivität eines Genes forcieren oder reduzieren oder dafür sorgen, dass sich die DNA anders aufwickelt. Diese Entscheidungen werden entweder flexibel je nach unserer Reaktion auf Lebensumstände getroffen oder sie geschehen automatisch aufgrund gespeicherter Muster. Diese Muster können wir selbst im Laufe unseres Lebens

entwickelt haben, oder es sind Anleitungen, die wir mit dem Erbgut mitbekommen haben. An der Veränderung und Deaktivierung solcher Muster haben Sie in den vorangegangenen Kapiteln gearbeitet.

Bevor Sie mit den folgenden Übungen beginnen, erinnere ich Sie daran, dass alles möglich ist, was Sie sich vorstellen können, dass Ihr Körper auf Ihre Vorstellungen reagiert und dass es nicht notwendig ist, innere Bilder zu erzeugen, damit diese Rituale Wirkung zeigen. Machen Sie einige Piko-Piko-Atemzüge, spüren Sie Ihre Macht, Einfluss zu nehmen, packen Sie die große Lupe aus, und stürzen Sie sich voller Freude in das Abenteuer der Heilarbeit mit Ihren Zellen.

Übung:

Ihrem Körper eine Melodie geben

Finden Sie heraus, welche Melodie Ihr Körper gerade spielt. Setzen Sie sich dazu einfach hin, und lauschen Sie. Sobald die Melodie auftaucht, hören Sie genauer hin, ob sie schön und harmonisch klingt, zu schnell oder zu langsam gespielt wird oder ob viele schiefe Töne dabei sind. Wirken Sie wie ein Dirigent so lange auf die Melodie ein, bis sie wirklich gut klingt. Wenn Sie mögen, singen Sie mit!

Diese Übung können Sie genauso auch für ein Organ oder eine bestimmte Körperstelle machen. Damit geben Sie Ihrem Körper Entspannung, stärken Ihre Zellen und drehen den Regler der Wohlfühlgene voll auf.

Ritual:

Arbeit mit Ihren Zellen

Wählen Sie aus, mit welchem Typ von Zelle Sie arbeiten möchten: z.B. Organ-, Knochen-, Muskel-, Sinnes-, Nerven-, Drüsen-, Hirn-, Haut-, Bindegewebs-, Haar-, Gefäß- oder Stoffwechselzelle. Stellen Sie bei jedem der folgenden Übungsschritte zuerst die Ist-Situation fest, verbessern und optimieren Sie dann, was Ihnen auffällt, und lassen Sie sich von Ihrer Intuition leiten. Sie können das ganze Ritual am Stück vollziehen oder in einzelnen Schritten.

- Stellen Sie sich eine einzelne Zelle stellvertretend für den Bereich Ihres Körpers vor, an dem Sie Heilarbeit leisten möchten. Diese Zelle sieht aus wie ein großer Luftballon, der mit Wasser gefüllt ist. Wie ist das äußere Erscheinungsbild dieser Zelle, ist die Hülle in Ordnung, ist sie elastisch, ist das Wasser der Zelle klar und sauber?
- Konzentrieren Sie sich nun auf das Innere dieser Zelle, gehen Sie zuerst in den Raum der Proteinfabrik. Stellen Sie sich vor, dass am Eingang zu diesem Raum eine Lampe steht. Leuchtet die Lampe grün auf, wissen Sie: Hier ist alles in Ordnung. Leuchtet Sie rot, dann gehen Sie in die Fabrik hinein und bringen alles in Ordnung, was in Unordnung geraten ist.
- Genauso verfahren Sie mit den Räumen für Reinigung, Versorgung mit Nährstoffen, Sauerstoffzufuhr, Qualitätskontrolle und Energieversorgung.

- Wenden Sie sich dann der Packstation der Zelle zu. Hier werden die von der Zelle selbst hergestellten Stoffe (z. B. Hormone, Enzyme) gekennzeichnet, verpackt, adressiert und auf den Weg geschickt. Für die Zustellungen werden Kanäle gebildet, die das Versandmaterial entweder innerhalb der Zelle oder nach draußen befördern. Diese Kanäle dienen als Transportwege. Prüfen Sie Kennzeichnung und Verpackung, und schauen Sie, ob die Kanäle frei sind.

- Schauen Sie sich auch im Bereich Reparatur und Zellvermehrung genau um. Wir brauchen Zellkopien, um abgestorbene Zellen zu ersetzen, geschädigtes Gewebe auszubessern oder Wachstum und Vermehrung zu gewährleisten. Wenn sich eine Zelle vermehrt, verdoppelt sie alle ihre Bestandteile und teilt sich anschließend. Vergleichen Sie die alte Zelle mit der neuen Zelle, und prüfen Sie, ob die Zellteilung einwandfrei funktioniert hat. Wenn nicht, nehmen Sie Veränderungen vor.

- Schauen Sie sich dann den Zellkern an. Macht er einen gesunden und vitalen Eindruck? Wenn nicht, nehmen Sie mental Veränderungen vor.

- Gehen Sie nun ins Innere des Zellkerns, und konzentrieren Sie sich auf das Gen, das für die Bauanleitung dieser Zelle zuständig ist. Es zeigt sich als ein Stück Faden mit leuchtenden Perlen. Macht es einen lebendigen und unbeschädigten Eindruck oder gibt es Unregelmäßigkeiten? Stärken Sie dieses Gen.

- Schauen Sie sich dann den Bauplan näher an. Er erscheint Ihnen in Form eines Buches. Schlagen Sie das Buch willkürlich auf, und prüfen Sie, ob es eine lesbare Schrift und Sprache enthält. Wenn nicht, ändern Sie das.
- Klappen Sie das Buch wieder zu, und richten Sie Ihr Augenmerk auf den Schalter auf dem Buchdeckel. Das Ziel Ihrer Heilarbeit ist nun maßgebend dafür, wie Sie mit diesem Schalter umgehen. Sie drehen ihn auf, wenn Sie sich mehr Aktivität wünschen, drehen ihn zurück, wenn Sie die Aktivität reduzieren wollen, oder schalten ihn ganz aus. Vielleicht möchten Sie auch noch das äußere Erscheinungsbild des Schalters ändern, damit Sie sicher sind, dass er gut funktioniert.
- Konzentrieren Sie sich nun auf den kleinen Chip, der an diesem Schalter befestigt ist. Er enthält die Anweisungen darüber, wann, in welcher Weise und in welcher Intensität dieses Gen aktiv ist. Erforschen Sie den Hintergrund des Programms, das über die Funktion Ihres Schalters entscheidet. Ist es Ihr eigenes Programm oder das Ihrer Herkunftsfamilie? Läuft es automatisch ab, oder haben Sie es einmal festgeschrieben? Das Ziel Ihrer Heilarbeit bestimmt auch hier, wie Sie mit dem Chip umgehen. Sie können ihn komplett entfernen oder umschreiben. Ein Umschreiben kann z.B. bei Stressreaktionsprogrammen sehr nützlich sein.
- Gehen Sie noch einmal zurück ins Innenleben Ihrer Zelle. Dort wohnt auch der Bote, die RNA, die die wichtige Aufgabe hat, Baupläne der Gene zu kopieren und die

Kopien zur Proteinfabrik zu bringen. Schauen Sie sich zuerst diesen Boten genau an. Ist er vital und voller Tatendrang, oder möchten Sie ihn stärken und seine Erscheinungsform optimieren?

Dieser Bote hat zwei wichtige Funktionen: Kopieren und Übersetzen. Die Kopierfunktion zeigt sich in Form eines Kopiergeräts. Schauen Sie sich die Kopie an, die dieses Gerät erzeugt. Sie sollte makellos, einwandfrei lesbar und lückenlos sein. Wenn nicht, sorgen sie mental dafür, dass es so ist. Nach dem Kopiervorgang erhält dieser Bote eine besondere Kappe, die dafür sorgt, dass er stabil und entschlossen den Weg in die Proteinfabrik geht. Setzen Sie Ihrem Boten die dafür geeignete Kappe auf.

Das zweite Gerät des Boten ist die Übersetzungsmaschine. Baupläne werden in eine Sprache übersetzt, die in der Proteinfabrik verstanden wird. Schauen Sie sich diese Maschine an und auch das Blatt mit der Übersetzung. Hier gelten die gleichen Kriterien wie beim Kopieren. Wenn Ihnen die Qualität nicht gefällt, nehmen Sie Verbesserungen vor.

Beenden Sie nun Ihre Heilarbeit, verlassen Sie die Zelle, und verinnerlichen Sie, was Sie geleistet haben. Loben Sie sich und Ihren Körper für die hervorragende Heilarbeit!

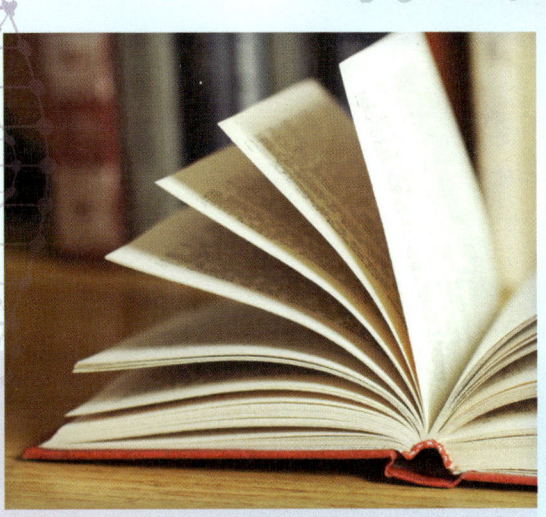

Übung:

Das Energieniveau eines Gens prüfen

Gehen Sie in die große Bibliothek Ihrer Gene. Suchen Sie sich ein Körperthema aus, an dem Sie arbeiten möchten. Nehmen Sie das dazugehörige Buch zur Hand. Schauen Sie sich den Zustand des Buches genau an. Sieht es aus wie neu, ist es alt und zerfleddert, sind einige Seiten locker? Diese äußeren Merkmale zeigen Ihnen, welches Energieniveau dieses Gen derzeitig hat. Wenn das Energieniveau zu wünschen übrig lässt, dann geben Sie diesem Gen neue Energie. Lassen Sie so lange die Sonne mit Ihrer ganzen Kraft darauf scheinen, bis die äußere Erscheinung des Buches Ihren Ansprüchen genügt. Je besser der energetische Zustand eines Genes ist, desto kraftvoller sind die dazugehörigen Zellen.

Epigenetische Programme entschlüsseln und verändern

Die Gene sind unsere Bauanleitung. Ob ein Gen tatsächlich aktiviert wird und auf welche Weise, darüber können epigenetische – also an das Gen angehängte – Programme entscheiden. Diese Programme können von einer Generation an die nächste weitergegeben werden. Der Sinn dieser Programme ist die nachhaltige Anpassung an die Umwelt. Kinder von Müttern, die in der Schwangerschaft viel Stress empfunden haben, sind eher ängstlicher, und ihre Toleranzgrenze für Stress ist niedrig. Kinder, die während einer Masernepidemie gezeugt wurde, haben in der Regel ein stabileres Immunsystem. Aus dem Gesichtspunkt der Evolution machen beide Ausprägungen Sinn, weil diese Kinder besser an ihr Umfeld angepasst sind.

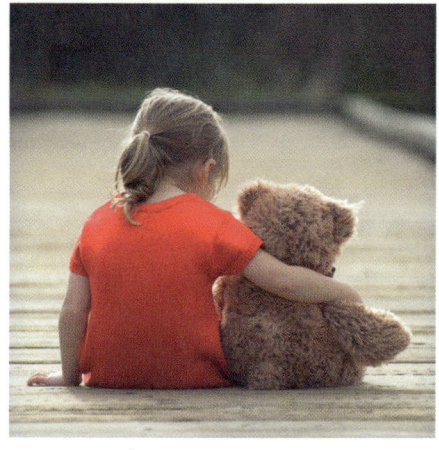

Wenn wir über eines dieser Programme nicht begeistert sind, dann haben wir die Chance, es anzupassen. Zeit unseres Lebens geht es um Anpassung – eine Anpassung, die uns Nutzen bringt.

Epigenetische Programme werden von Signalstoffen aktiviert, die sich an den Genschalter hängen und das Gen auf eine bestimmte Weise ein- oder ausschalten. Im Falle der sensiblen Kinder werden bei kleinen Anzeichen von Stress Genschalter für Stresshormone aktiviert und weit aufgedreht.

Übung:

Die Aktivität von Genschaltern verändern

Im Kapitel »Die Welt der Epigenetik« haben Sie das Bild eines Genschalters geschaffen. Rufen Sie dieses Bild wieder auf. Gehen Sie dann in die große Bibliothek Ihrer Gene, und entscheiden Sie, welches Buch Sie jetzt ausleihen möchten. Sie können die Anleitung für Haarwachstum, Stoffwechsel, Durchblutung oder zu einem anderen Thema Ihrer Wahl aus dem Regal nehmen.

Konzentrieren Sie sich dann auf den Schalter, der sich am Buchdeckel befindet. Je nach gewähltem Thema haben Sie jetzt die Möglichkeit, diesen Schalter zu aktivieren, den Regler weiter aufzudrehen, ihn zurückzudrehen oder stumm zu schalten.

Wenn Sie das getan haben, visualisieren Sie die Effekte, die daraus entstehen sollen, und stellen sich die damit verbundenen Vorteile vor. Prüfen Sie danach, ob ein Wohlgefühl entstanden ist, und verstärken Sie es.

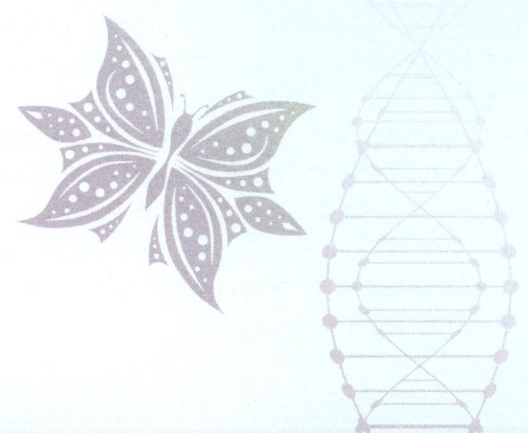

Übung:

Eigene epigenetische Programme ändern

Wir arbeiten mit der Idee eines Chips, der am Schalter eines Buches befestigt ist. Nehmen Sie dasselbe Thema, mit dem Sie bereits die vorangegangene Übung durchgeführt haben. Sie haben damit schon Änderungen am Schalter des jeweiligen Gens vorgenommen. Rufen Sie sich das Buch und den Schalter wieder ins Gedächtnis.

Ihre Änderung bzgl. der Genaktivität wird nachhaltiger, wenn Sie prüfen, ob sich am Schalter des Genes ein Chip befindet, der Ihren Namen trägt. Dieser Chip hat die Aufgabe, dafür Sorge zu tragen, dass ein gespeichertes Muster darüber, wie dieses Gen zu aktivieren ist, beibehalten wird. Dieses gespeicherte Muster steht Ihrer gewünschten Neuausrichtung im Wege.

Entfernen Sie also diesen Chip, und erklären Sie das alte Muster für beendet. Nehmen Sie einen neuen Chip zu Hand, visualisieren Sie die Effekte, die daraus entstehen sollen, und stellen Sie sich die damit verbundenen Vorteile für Ihre Gesundheit vor. Hängen Sie den neuen Chip an den Genschalter, und stellen Sie das Buch ins Regal zurück. Prüfen Sie danach, welches Wohlgefühl entstanden ist, und verstärken Sie es.

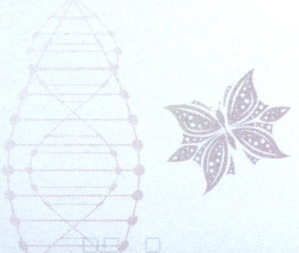

Übung:

Vererbte epigenetische Programme ändern

Auch bei dieser Übung arbeiten wir mit der Idee des Chips, der am Schalter eines Buches befestigt ist. Dieses Mal trägt der Chip nicht Ihren Namen, weil es sich um ein Programm handelt, das Sie aus Ihrem Erbgut übernommen haben.

Lassen Sie uns an Ihrem Umgang mit Stress arbeiten. Wenn Sie sich gut fühlen, dann sind Ihre Gene für die Bauanleitung von Serotonin und Dopamin eingeschaltet und weit aufgedreht. Fühlen Sie sich gestresst, werden die Schalter zurückgedreht:

Gehen Sie in die große Bibliothek Ihrer Gene. Holen Sie die Bücher zur Produktion von Serotonin und Dopamin aus den Regalen.

Richten Sie Ihr Augenmerk auf den jeweiligen Schalter auf dem Buchdeckel. Prüfen Sie, ob an einem oder beiden Schaltern ein namenloser Chip angehängt ist. Das ist ein Hinweis darauf, dass es ein übernommenes Programm von Vater oder Mutter gibt. Der jeweilige Chip ist so konzipiert, dass ein Programm abgespult wird, ohne dass Sie Einfluss darauf haben.

Beschließen Sie jetzt, diesen Umstand zu verändern. Entfernen Sie diesen Chip, und hängen Sie stattdessen Ihren eigenen Chip an. Programmieren Sie diesen mit Ihren Vorstellungen darüber, was Sie als stressig einstufen, indem Sie vergangene Situationen neu bewerten. Arbeiten Sie mit einer Skala von 1–10, wobei 1 für »wenig Stress«/»wenig Wohlgefühl« und 10 für »viel Stress«/»viel Wohlgefühl« steht. So können Sie beispielsweise den Stress eines ehemaligen Umzugs, den sie damals mit 8 bewertet haben, jetzt in Ihrem Programm mit 6 bewerten. Ihr Wohlgefühl beim Wanderausflug können sie von 5 auf 7 hochschrauben, weil Sie es zukünftig mehr genießen wollen. Gehen Sie einige solcher Situationen durch, und treffen Sie neue, realistische und vor allem eigene Bewertungen.

Beenden Sie diese Übung, indem Sie zu dem Wohlgefühl hinspüren, das Ihr eigener Chip bei Ihnen auslöst.

Übernommene Prägungen betreffen nicht nur den Bereich der Hormone. Sie können diese Übung für alle Genaktivitäten benutzen.

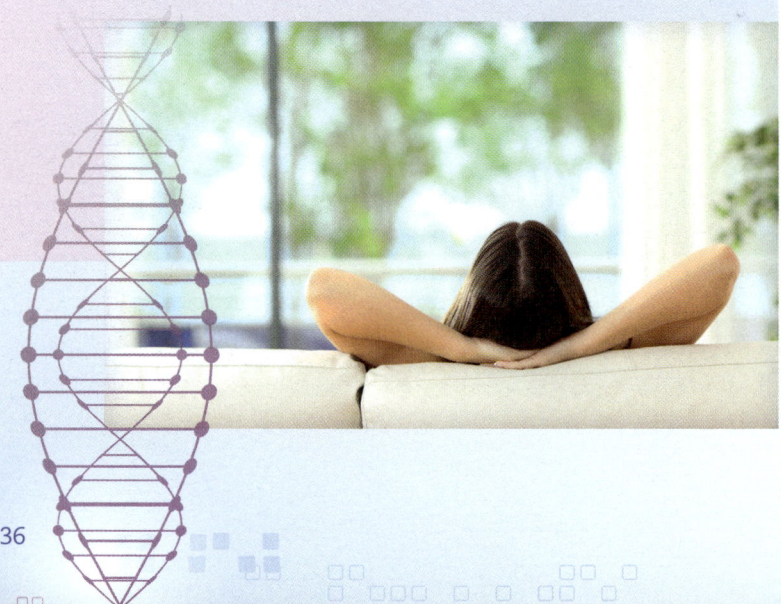

Der Zusammenhang von Zellalterung und unserem Lebensstil

Warum wir altern, darüber scheiden sich die Geister. Ist es eine Sache der Evolution, ein Platz schaffen für die nächste Generation, die noch besser an die Umwelt angepasst ist, oder einfach ein Verschleiß der Zellen? Heute geht man davon aus, dass unsere genetische Veranlagung nur zu ca. 20% darüber entscheidet, wie schnell wir altern. Die restlichen ca. 80% unterliegen unserem Einfluss im Rahmen unserer Lebensgestaltung. Die Epigenome, die Schalter der Gene, setzen unsere Lebensgestaltung in Genaktivität um. Ein guter Lebensstil begünstigt epigenetische Programmierungen, die ein langsames Altern einer Zelle und ein unempfindliches Reagieren auf äußere Reize zur Folge haben.

Was wir sicher wissen, ist, dass Lebensstil, Lebenseinstellung und Lebensumstände unsere Lebenserwartung weitaus stärker beeinflussen als unser Erbgut.

Eine wichtige Rolle im Alterungsprozess spielen die Telomere, die Schutzkappen der Chromosomen. Diese Schutzkappen sind die Fadenenden der DNA, die keine genetische Information tragen und die Chromosomen vor Beeinträchtigung schützen. Sie werden im Laufe der Jahre durch die Zellteilung immer kürzer und dünner. Solange diese Schutzkappen vorhanden sind, ist eine Zelle vital und kann sich immer wieder teilen. Um möglichst lange vital zu sein und die Schutzkappen zu stärken, kann die Zelle ein Gen zur Herstellung des Enzyms Telomerase aktivieren, das sich an den Schutzkappen anlagert und diese festigt.

Eine positive Lebenseinstellung stärkt die Schutzkappen, während Stress das Gegenteil bewirkt. Es geht um den gefühlten Stress, also wie wir eine Situation bewerten. Wenn wir glauben, etwas auf Dauer nicht bewältigen zu können, am Rande unserer Leistungsfähigkeit zu stehen und dieser Zustand sowie unsere Bewertung dessen lange anhält, dann wird das Gen zur Telomerasebildung immer weniger aktiviert. Studienteilnehmer, die über Jahre hinweg konsequent ihre Lebenseinstellung veränderten, hatten am Ende deutlich dickere Schutzkappen als Vergleichspersonen. Das beweist, dass unsere Einstellung zum Leben deutlichen Einfluss auf die Aktivität dieses Gens und damit den Alterungsprozess der Zelle hat.

Übung:

Schutzkappen stärken – Leben verlängern

Suchen Sie sich eine Zelle aus, die stellvertretend für einen Körperbereich steht, der Schwäche oder Alterungsspuren zeigt. Gehen Sie in das Innere dieser Zelle, und stellen Sie sich dort das Enzym Telomerase als kraftvolles, farbenfrohes Lichtpaket vor. Öffnen Sie dieses Lichtpaket, und lassen Sie seine belebenden Funken durch die ganze Zelle tanzen.

Nehmen Sie dann das zu dieser Zelle gehörende Chromosomenpaar, und gestalten Sie mit den Lichtfunken die besten Schutzkappen für die beiden Chromosomen.

Visualisieren Sie anschließend die positiven Veränderungen, die eintreten sollen.

Übung:

Telomerase und selbst erzeugter Stress

Denken Sie an eine Situation, die Sie derzeit belastet, und erforschen Sie, welche Auswirkung Ihre Einstellung auf die Aktivität des Genes zur Bildung der Telomerase hat. Prüfen Sie die Aktivität anhand der Dynamik der Funken im Lichtpaket.

Versuchen Sie nun, eine bessere Einstellung oder Sichtweise zu finden. Spielen Sie verschiedene Varianten durch, und beobachten Sie, wie sich diese auf die Aktivität dieses Gens auswirken. Wählen Sie die Sichtweise aus, die mehr Genaktivität auslöst und Ihnen am ehesten umsetzbar erscheint.

Beenden Sie diese Übung mit der Aussage: »Ich bin machtvoll« oder einigen Piko-Piko-Atemzügen, und lassen Sie sich überraschen, wie sich Ihre Genaktivität dadurch verstärkt.

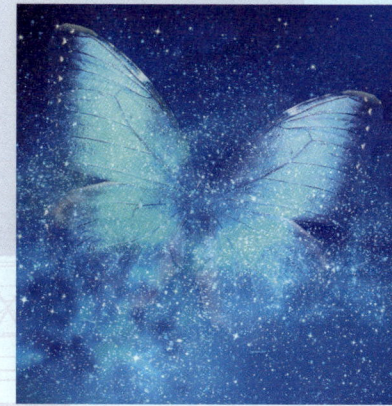

ZELLVERJÜNGUNG AKTIVIEREN

Im Alter verlieren die Zellen des Immunsystems ihre Widerstandsfähigkeit und die Fähigkeit, sich aus eigener Kraft zu regenerieren. Damit fehlt allen Zellen eine wichtige Stütze für die Zellerneuerung und -reparatur. Entzündungen nehmen zu, und Infekte heilen langsamer. Im Laufe unseres Lebens wird der Energieaufwand, den unser Körper für die Gesunderhaltung der Zellen und den Austausch von schwachen und fehlerhaften Zellen betreiben muss, immer höher, bis er bei manchen Zellen ein sinnvolles Maß übersteigt.

> Unser Körper ist so jung wie die 80 Billionen Zellen, aus denen er besteht.

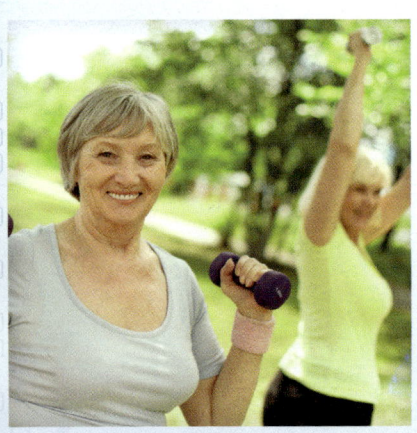

Je älter wir werden, desto mehr Veränderungen hat eine Zelle in der Ausprägung ihrer Aktivitäten erlebt. Am Schalter der Genaktivität wurde häufig hin- und hergedreht, was einen Verschleiß zur Folge hat. Die Zelle wird krankheitsanfälliger und weniger leistungsstark. Je jünger wir sind bzw. je jünger eine Zelle ist, desto leichter lassen sich unsere Zellen beeinflussen. Egal, wie alt wir sind, wir können immer am Schalter unserer Gene drehen und so manche unangenehme Entwicklung in der Zellalterung dämpfen oder hinausschieben. Je höher unser Energieniveau ist, desto gesünder sind unsere Zellen.

Übung:

Qualitätskontrolle mit dem Azot-Gen

Unser Körper besteht aus mehreren Billionen Zellen. Im Laufe des Alterungsprozesses sammeln sich im Körper immer mehr Zellen an, die zufällige Defekte aufweisen, weil bei der Zellteilung kleine Fehler unterlaufen sind. Die Wissenschaft untersucht derzeit, ob es möglich ist, die Zellen mittels eines speziellen Gens einer Art Qualitätskontrolle zu unterziehen. Dieses Gen, genannt »Azot«, das im menschlichen Körper vorhanden ist, soll ungesunde Zellen zerstören und so den Alterungsprozess aufhalten.

Haben Sie Lust, diese Qualitätskontrolle mental vorzunehmen? Dazu entwickeln Sie ein kraftvolles und für Sie angenehmes Bild davon, wie dieses Gen aussehen könnte. Klein, wendig und treffsicher sollte es auf jeden Fall sein, damit es leicht durch die Zellen Ihres Körpers wandern kann. Stellen Sie sich dann vor, wie Sie dieses Gen durch Ihren Körper wandern lassen. Fangen Sie am Scheitel an, und beauftragen Sie das Gen, viele ungesunde Zellen in gesunde Zellen umzuwandeln und wiederum alle gesunden Zellen noch stärker zu machen. Gehen Sie abschnittsweise vor, bis Sie durch Ihren kompletten Körper gegangen sind.

Welches Wohlgefühl löst das bei Ihnen aus?

Übung:

Verjüngung der Zellen

Die meisten Bäume können erheblich älter werden als wir Menschen. Die durchschnittliche Lebenserwartung eines Baumes liegt weit über unserer, Mammutbäume können sogar über 2000 Jahre alt werden. Auch hier in Deutschland gibt es über tausend Jahre alte Eichen und Linden. Was liegt näher, als uns die Kraft der Bäume zu Nutze zu machen, um unseren Alterungsprozess zu entschleunigen?

Suchen Sie sich einen schönen Baum aus, eine Baumart, die Ihnen gefällt. Sie können sich diesen Baum gedanklich vorstellen, ein Foto zur Hand nehmen oder darunter sitzen.

Arbeiten Sie dann mit dem Bild einer großen Zelle mitten in Ihrem Körper, die stellvertretend für alle Zellen Ihres Körpers steht. Konzentrieren Sie sich auf die jungen Triebe, Blätter und Zweige des Baumes. Denken Sie beim Einatmen daran, und stellen Sie sich beim Ausatmen vor, wie Sie diese verjüngende Kraft in die Zelle geben, Ihrem Körper mehr Energie schenken und die Schalter der Zellalterung zurückdrehen.

Wenn Sie mögen, können Sie auch Ihr Gehirn und alle Organe mit dieser Kraft versorgen. Verstärken Sie Ihre Heilarbeit, indem Sie sich vorstellen, wie Sie mit 80 Jahren sein möchten.

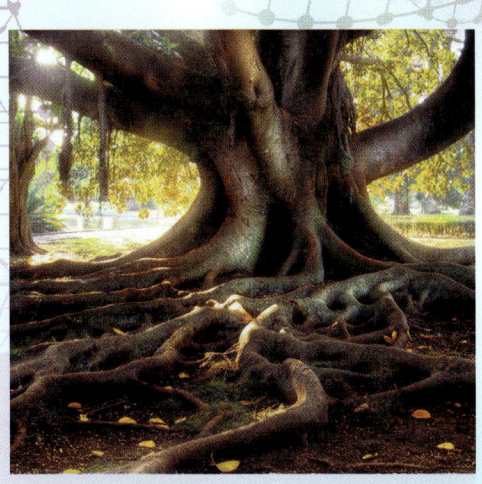

Übung:

Alterungsprozesse neu regeln

Manche Forscher glauben, dass Altern ein beeinflussbarer Prozess ist, ein aktives epigenetisches Programm. Sie begründen ihre Ansicht mit der großen Spannbreite der Lebenserwartung im Tier- und Pflanzenreich. Machen wir uns diese Sichtweise zunutze:

Gehen Sie in die große Bibliothek Ihrer Gene, und nehmen Sie das Buch, das das Programm und die Dynamik Ihres Alterungsprozesses enthält, zur Hand. Schlagen Sie die Seite auf, die zu Ihrem Anliegen passt, zum Beispiel »Hautalterung« oder »nachlassende Sehkraft«.

Wie sieht das Buch – und sehen vor allem die dazugehörigen Seiten – aus? Verändern Sie alles, was nötig ist. Erforschen Sie anhand des Reglers am Schalter, wie aktiv dieser Prozess vonstattengeht. Positionieren Sie den Regler nach Ihren Wünschen, und visualisieren Sie Ihre Erwartungen.

Übung:

Immunsystem stärken

Unser Immunsystem sitzt vor allem in Darm, Leber, Knochenmark, Lymphen, Mandeln, Milz und in der Thymusdrüse. Suchen Sie sich eine dieser Zellen aus, und gehen Sie durch den gesamten Prozess der Heilarbeit mit Ihren Zellen. Die Anleitung finden Sie auf Seite 127 in diesem Buch. Das ist eine wunderbare Methode, um Ihr Immunsystem auf Vordermann zu bringen.

GEHIRNALTERUNG ENTGEGENWIRKEN

Wir alle möchten, dass unser Gehirn bis ins hohe Alter gut funktioniert. Positive Umweltreize sind dafür ganz wichtig, sie aktivieren Gene, die die Funktion der Nervenzellen verbessern und die Verknüpfungen der Nervenzellen verstärken und ausbauen. Jede Nervenzelle ist mit einer Vielzahl anderer Nervenzellen verbunden. Je besser diese Vernetzung ist, desto besser ist unsere Gehirnleistung. In unserem Gehirn entstehen zudem bis ins hohe Alter täglich neue Nervenzellen. Diese sind leichter zu erregen und übertragen Signale schneller. Stressgene hingegen wirken direkt auf Genschalter, die für die Produktion von Proteinen, die das Nervenwachstum und die Regeneration fördern, zuständig sind. Das bedeutet, wenn wir uns in einem neutralen oder angenehmen Zustand ohne Stress befinden, dann können unser Gehirn und unser Nervensystem aufblühen und mehr neue Zellen bilden.

Übung:

Die Zellneubildung anregen

Schenken Sie Ihrem Gehirn und ihrem Nervensystem eine Wellnessbehandlung. Suchen Sie sich dazu eine große Gehirnzelle aus. Gehen Sie dann in die große Bibliothek Ihrer Gene. Nehmen Sie das Buch zur Hand, das die Anleitung für Regeneration von Gehirnzellen enthält. Drehen Sie den Schalter auf dem Buchdeckel weit auf. Verstärken Sie seine Funktion, indem Sie sich vorstellen, gute Samen hineinzugeben. Gute Samen entwickeln Sie, indem Sie jetzt Erinnerungen an Situationen aufleben lassen, in denen Sie gelassen und ruhig agiert haben. Stellen Sie sich vor, wie in Sekundenschnelle neue Vernetzungen zwischen Ihren Gehirnzellen entstehen und Ihr Gedächtnis verbessern.

Wenden Sie sich den zukünftigen Samen zu, überlegen Sie, in welchem Bereich Ihres Lebens Sie gelassener sein können, damit sich Ihre Gehirnzellen noch besser regenerieren.

Stellen Sie das Buch zurück, und greifen Sie dann zum Buch über die Vernetzung und Funktion von Nervenzellen. Drehen Sie auch diesen Schalter zur Anregung dieser Zellen so weit auf, wie Sie mögen. Verleihen Sie Ihrem Wunsch Nachhaltigkeit, indem Sie sich an positive Erfahrungen mit Ihrem Umfeld und Ihrer Umwelt erinnern, egal, wann sie stattgefunden haben. Wertschätzen Sie diese Erfahrungen als Samen für starke Nerven!

Schmerzgedächtnis umprogrammieren

Intensive und länger andauernde Schmerzen haben Einfluss auf die Aktivität unserer Gene. Wenn bekannte Schmerzen erneut auftreten, nehmen wir sie stärker wahr, weil sich der aktuelle Schmerz und die Schmerzerinnerung verbinden. Unser Körper reagiert auf Schmerz mit der Produktion körpereigener Opiate, die unser Schmerzempfinden reduzieren und uns helfen, den damit einhergehenden Stress abzubauen. Schmerz führt zu epigenetischen Programmierungen, die zukünftige Schmerzreaktionen festlegen. Wenn wir nach lang anhaltenden Schmerzen plötzlich schmerzfrei sind, taucht häufig noch im selben Moment die Angst davor auf, dass die Schmerzen wiederkommen könnten. Wir können es nicht glauben, suchen, wo sich diese Schmerzen im Körper versteckt haben könnten und lösen damit den Schmerz wieder aus.

Übung:

Das Schmerzgedächtnis heilen

Gehen Sie zu einer Körperstelle, die Erinnerungen an intensiven oder lang anhaltenden Schmerz gespeichert hat. Stellen Sie sich eine Zelle vor, die stellvertretend dafür steht. Gehen Sie ins Innere dieser Zelle, und sehen Sie sich die Verletzung an.

Gehen Sie dann in die große Bibliothek Ihrer Gene, und nehmen Sie das Buch, das den Bauplan für diese Zelle enthält, in die Hand. Dieser Bauplan ist neutral, er enthält keine Informationen zu emotionalen Erfahrungen. Geben Sie diese neutrale Information als Heilenergie in die Zelle. Der Wechsel auf die Sachebene kann Wunden heilen und viele Emotionen, die mit der Schmerzerfahrung verbunden sind, auflösen. Spüren Sie die wohltuende Wirkung dieser Energie. Wenden Sie sich dann dem Schalter des Buches und dem dazugehörigen Chip zu. Der Chip ist aus Schmerzerfahrungen der Vergangenheit und der Angst vor erneuten Schmerzen entstanden und trägt das derzeitige Schmerzaktivierungsprogramm in sich. Beschließen Sie jetzt, dass Sie genug Erfahrungen damit gemacht haben, und trennen Sie den Chip vom Schalter. Damit ist der Weg frei, sodass Sie über ein neues Schmerzaktivierungsprogramm nachdenken können.

Gehen Sie noch einmal zurück ins Innere der Zelle. Welche positiven Veränderungen an der Verletzung nehmen Sie wahr? Vielleicht hat sich auch die Verletzung ganz aufgelöst. Loben Sie Ihren Körper für seine Heilarbeit.

Eine andere Möglichkeit, Schmerz zu heilen, ist die Heilarbeit mit unangenehmen Erinnerungen nach dem Schema, das Sie auf S. 102 finden. Möglicherweise braucht eine Körperstelle beide Heilvarianten.

Übung:

Das eigene Schmerzempfinden verändern

Unser Schmerzempfinden wird durch unsere Gene beeinflusst. Wir legen fest, in welcher Menge unser Körper in Folge von Schmerzen körpereigene Opiate in Form von Endorphinen produziert. Je höher die Produktion der Endorphine, desto geringer ist unser Schmerzempfinden.

Gehen Sie in die große Bibliothek Ihrer Gene, und tragen Sie dabei die Erinnerung an einen starken Schmerz mit sich. Nehmen Sie das Buch, das die Anweisung über die im Schmerzfall zu produzierende Menge an Endorphinen enthält, in die Hand. Visualisieren Sie darin ein Gefäß, das für die Produktionsmenge an Endorphinen steht. Vergrößern Sie dieses Gefäß, und geben Sie damit eine Erhöhung der Produktionsmenge vor. Probieren Sie dies eine Weile, und sammeln Sie Erfahrungen damit, bei Bedarf justieren Sie das Gefäß.

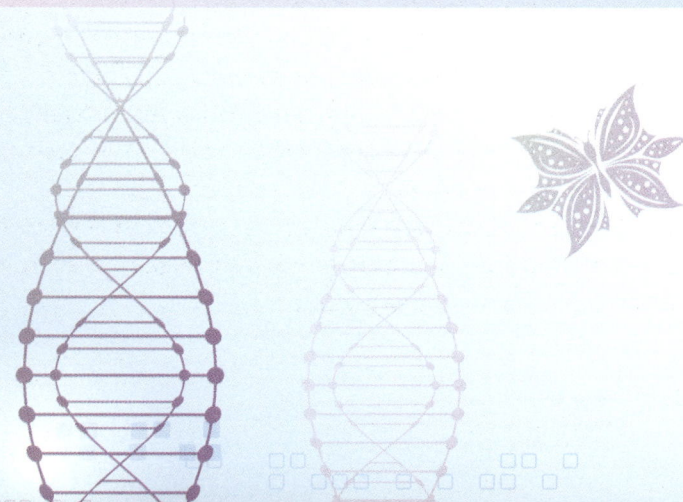

Mutation von Zellen entgegenwirken

Mutationen sind dauerhafte Veränderungen an Genen. Im Laufe eines Lebens können innere oder äußere Einflüsse Fehler bei der Zellteilung hervorrufen und Schäden im Erbgut hinterlassen. Das Erbgut einer Zelle verändert sich und wird an die Tochterzellen weitergegeben. Häufig werden diese Veränderungen von den Zellen entdeckt und ausgebessert. Mutationen, die nicht ausgebessert werden, sind zumeist harmlos. Wenn sich die Fehler im Laufe des Lebens jedoch häufen, kann es sein, dass eines der wichtigen Gene, das für Zellwachstum, Zellteilung, Kopieren der DNA, Reparatur oder Qualitätskontrolle zuständig ist, Veränderung erfährt. Die Summe solcher fehlerhafter Gene kann letztendlich dazu beitragen, dass Kontrollen außer Kraft gesetzt und die Zellen veranlasst werden, sich ungebremst zu vermehren – Krebszellen entstehen. Neben genetischen Veränderungen können auch epigenetische Faktoren eine Rolle spielen. Der epigenetische Schalter eines wichtigen Genes könnte nicht mehr funktionsfähig sein und damit Zellaktivität fehlleiten.

Auffallend an einer Krebszelle ist, dass sie kein Maß und Ziel mehr kennt und ihre Steuerung aus den Fugen geraten ist. Es gibt nur noch Teilung und Wachstum.

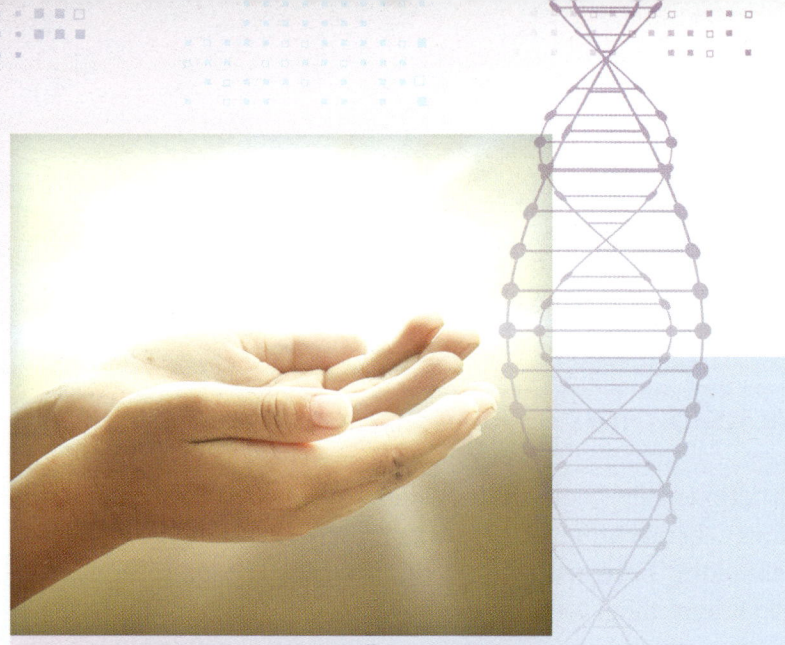

Ritual:

Treffen Sie Ihren inneren Heiler

Atmen Sie tief durch, und loben Sie eine Minute lang Ihren Körper für alles, was er kann. Erinnern Sie sich dann an Heilungen, die Sie im Laufe Ihres Lebens erlebt haben, das können die Heilung von Verletzungen, Knochenbrüchen oder Kopfschmerzen sein.

Stellen Sie sich vor, dass Ihr innerer Heiler in Ihrem Nabel zu Hause ist. Gehen Sie deshalb in Ihren Bauchraum, und treffen Sie dort Ihren Heiler. Nehmen Sie sich die Zeit, bis er deutlich zu sehen ist. Halten Sie sich gegenseitig eine Zeit lang an den Händen, und genießen Sie Ihre Begegnung. Nehmen Sie die Kraft und Weisheit Ihres inneren Heilers wahr, und lassen Sie sich davon berühren.

Übung:

Fehler in der Zellteilung korrigieren

Nehmen Sie Kontakt mit Ihrem inneren Heiler auf, und bitten Sie ihn um Unterstützung bei der Heilung von Mutationen. Zeigen Sie ihm die Körperstelle, um die es geht.

Gehen Sie dann mit ihm in die große Bibliothek Ihrer Gene. Stellen Sie sich vor, dass es darin ein Buch gibt, in dem Mutationen aufgezeichnet sind. Schlagen Sie die Seite auf, die Ihr Anliegen betrifft. Dort ist das Bild der ersten fehlerhaften Zelle, die keine Nachkorrektur erfahren hat. Visualisieren Sie diese Zelle, und bitten Sie Ihren inneren Heiler jetzt diesen Fehler mit seiner Kraft und Weisheit zu heilen.

Beobachten Sie, was mit dieser Zelle geschieht. Wenn die Heilarbeit getan ist, geben Sie die geheilte Zelle an die entsprechende Körperstelle, mit dem Auftrag, die Botschaft ihrer Heilung allen Zellen in ihrer Umgebung zu verkünden und diese Zellen damit zu infizieren.

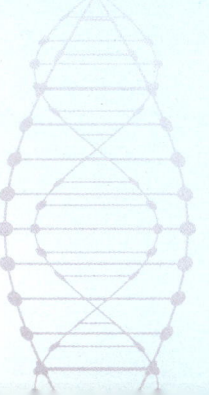

Übung:

Zurück auf Anfang

Kurz nach der Befruchtung hat eine Zelle noch keine Ausrichtung. Die ersten Zellteilungen werden noch von einem Programm der Eizelle gesteuert. Versetzen Sie sich noch einmal in diesen Zustand, als Sie nur ein Zellklumpen von wenigen Zellen waren. Zu diesem Zeitpunkt sind epigenetische Programme, die den Zellen sagen, was sie tun sollen, noch nicht aktiv. Es ist wichtig, dass die Zellen ihre ersten epigenetischen Entwicklungsschritte richtig gehen, manchmal kann sich hier schon ein Fehler einschleichen.

Stellen Sie sich den ersten epigenetischen Schalter vor, und konzentrieren Sie sich dann auf den Chip, der ihm angehängt ist. Dieser Chip trägt den Samen für Chaos im Bereich der Zellteilung in sich. Entfernen Sie diesen Chip, und beschließen Sie, dass Sie gut ohne Chaos leben können. Gestalten Sie dann einen neuen Chip, der für Ordnung und Struktur steht. Lassen Sie ruhig Ihre kreative Seite einfließen, und gestalten Sie einen atemberaubend schönen Chip. Hängen Sie ihn an Ihren ersten Genschalter, mit dem Wissen, dass er klare Strukturen schafft. Beobachten Sie dann die weitere Zellteilung, sehen Sie, wie die ersten Spezialisierungen erfolgen, wie Kopf, Rumpf, Herz, Blutzellen usw. entstehen. Freuen Sie sich darüber, wie geordnet alles verläuft.

Übung:

Langsame Teilung aktivieren

Krebszellen sind außer Kontrolle geraten? Der Regler für Zellteilung ist defekt? Sie haben die Chance, diesen Regler mental wiederherzustellen.

Nehmen Sie dazu das Buch mit den zu Ihrer Zelle passenden genetischen Anweisungen zur Hand. Blättern Sie durch das Buch, und nehmen Sie das Chaos an Buchstaben wahr, die keinen Sinn mehr ergeben. Schütteln Sie das Buch so lange, bis sich aus den Buchstaben wieder lesbare und sinnvolle Wörter und Sätze gebildet haben. Schließen Sie das Buch, atmen Sie durch, und konzentrieren Sie sich dann auf den Schalter am Deckel des Buches. Der Schalter zur Regelung der Zellteilung ist defekt. Entfernen Sie den Schalter, und ersetzen Sie ihn durch einen neuen, robusten und voll funktionsfähigen Schalter. Sorgen Sie für eine gute Befestigung, und prüfen Sie seine Funktionsfähigkeit. Drehen Sie diesen Schalter so weit auf wie möglich, um das unkontrollierte Zellwachstum einzustellen. Visualisieren Sie, wie der Wachstumsprozess zum Erliegen kommt.

Übung:

Gene inaktivieren (1)

Eine Möglichkeit, Gene zu inaktivieren, besteht darin, sie so zu verstauen, dass sie nicht mehr abgelesen werden können. Der lange Strang der DNA muss aufgewickelt sein, damit er im Zellkern untergebracht werden kann.

Wenn Sie ein Gewürz häufig benutzen, stellen Sie es ganz nach vorne. Umgekehrt machen wir das mit einem Gen, das nicht mehr benutzt werden soll.

Wählen Sie eine Körperzelle aus, mit der Sie arbeiten wollen. Stellen Sie sich den Zellkern als Kugel vor. Öffnen Sie den Zellkern, und holen Sie den darin ruhenden DNA-Strang heraus. Wickeln Sie ihn ganz auf, und betrachten Sie die um sich gewickelte Fadenleiter mit den bunten Perlen. Rufen Sie Ihren inneren Heiler, und lassen Sie ihn den Abschnitt markieren, der das/die »Problemgen/e« darstellt. Beginnen Sie Ihre Wickelarbeit genau an dieser Stelle. Wickeln Sie die Fadenleiter ganz auf, mit dem Fokus, dass dieses Gen nicht zugänglich ist, weil es sich ganz im Inneren des Knäuels befindet. Legen Sie das Knäuel wieder in den Zellkern zurück.

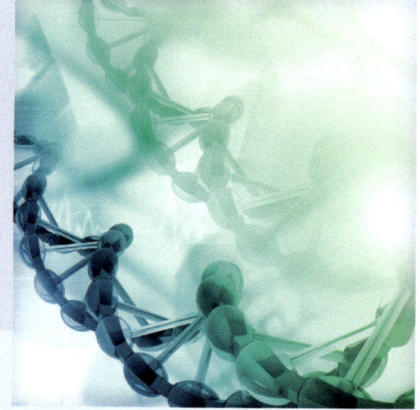

Übung:

Gene inaktivieren (2)

Gene sind inaktiv, wenn der dazugehörige epigenetische Schalter ausgeschaltet ist. Das Ausschalten geschieht über die Anlagerung von biochemischen Substanzen.

Gehen Sie in die große Bibliothek Ihrer Gene, und holen Sie das Buch hervor, das die Anleitung für die Fehlsteuerung der Körperzelle beinhaltet, mit der Sie Heilarbeit beabsichtigen. Konzentrieren Sie sich auf den Schalter am Buchdeckel. Stellen Sie den Schalter auf Null. Verstärken Sie diese Stummschaltung, indem Sie sich vorstellen, dass Sie biochemische Substanzen um den ganzen Schalter herum gruppieren – Substanzen, die eine klebrige, schnell härtende Schicht um den Schalter legen, sodass es unmöglich ist, ihn wieder zu benutzen. Spüren Sie die Erleichterung.

Stellen Sie das Buch wieder zurück, und holen Sie nun das Buch heraus, das die Anleitung für eine gesunde Entwicklung dieser Zelle enthält. Fokussieren Sie sich auf den Schalter. Verbessern Sie seine Optik und Erscheinungsform, und schalten Sie ihn dann ganz bewusst ein. Drehen Sie den Regler so weit auf, wie Sie mögen, und gruppieren Sie nährende und stärkende Substanzen um den Schalter herum, die ihn voll funktionsfähig erhalten. Verbinden Sie diese Aktion mit sinnlichen und emotionalen Vorstellungen darüber, was das Einschalten in die Wege leiten soll.

Übung:

Programmierten Zelltod reaktivieren

Der Tod von Zellen ist ein natürlicher Prozess, um uns vor Krankheit zu schützen. Alte, kranke oder nicht mehr benötigte Zellen sterben ab und machen Platz für neue und gesunde Zellen. Zellen erkennen, wenn sie fehlerhaft sind, und lösen selbstständig ein Genprogramm zum Sterben der Zelle aus. Dieser programmierte Zelltod ist eine wichtige Sicherheitsmaßnahme des Körpers, mit der er geschädigte Zellen entfernen und deren Vermehrung verhindern kann.

Je älter wir werden, desto häufiger kann es vorkommen, dass die Zellen dieses Gen abschalten und die beste Schutzmaßnahme gegen Krebs aufgeben. Die Zelle entartet dann besonders leicht als Ursache von falscher epigenetischer Ausrichtung. In dieser Übung aktivieren Sie mental diese ausgeschalteten Gene:

Gehen Sie in die große Bibliothek Ihrer Gene, und nehmen Sie das Buch zum Thema »Programmierter Zelltod« zur Hand. Schauen Sie als Erstes, ob der Schalter am Buchdeckel eingeschaltet ist – wenn nicht, schalten Sie ihn ein. Optimieren Sie den äußeren Zustand des Buches, blättern Sie dabei auch durch die Seiten, und nehmen Sie Veränderungen vor. Prüfen Sie dann über den Regler, wie aktiv dieses Gen ist, und passen Sie die Genaktivität Ihren Vorstellungen an. Hängen Sie einen Chip an den Schalter, der eine unmissverständliche Anweisung zur Dauernutzung dieses Gens enthält.

Stressschwelle – wann beginnt der Stress?

Jeder Mensch reagiert anders auf bestimmte Situationen: Was dem einen ein müdes Lächeln auf die Lippen zaubert, nimmt dem anderen die Luft zum Atmen. Wieso reagieren wir unterschiedlich? Das hat mit unserer Toleranzgrenze auf Reize zu tun. Die ist je nach Person, Umständen und Vorerfahrung verschieden. Wann immer diese Grenze überschritten wird, werden individuelle Stressreaktionsmuster aktiv. Epigenetische Schalter aktivieren diese Reaktionsmuster, die festlegen, mit welcher Menge an Anspannung wir der Belastung begegnen.

Unsere Toleranzgrenze Stress gegenüber hat damit zu tun, in welchem Lebensumfeld wir uns derzeit bewegen, wie viel Stabilität wir im Leben haben, mit welchen Umwelteinflüssen wir konfrontiert sind, als wie stressig wir unser Leben empfinden und wie wir mit Veränderungen umgehen. Auch unsere Tagesform spielt eine Rolle. Es gibt Tage, an denen sind wir sehr dünnhäutig, empfindlich und sehr schnell gekränkt, während wir an anderen Tagen alles locker wegstecken. Außerdem gibt es besonders sensible Phasen im Leben, die sich prägend auf unsere Toleranzgrenze auswirken und zu hoher Empfindlichkeit führen.

Subjektiv erlebte Belastung und der Umgang damit können zu einer Krebserkrankung führen. Bei weniger als 5 % aller Brustkrebspatienten liegen genetische Auffälligkeiten vor, die eine erbliche Form des Brustkrebses auslösen könnten.

Übrigens:
Es gibt nicht *die* Krebspersönlichkeit.

Ein Krebsgen als solches gibt es nicht, es ist die Summe an ungünstigen Genaktivitäten, die sich hier angesammelt haben.

Die Amygdala, auch Mandelkernkomplex genannt, befindet sich mitten im Gehirn. Hier ist das Archiv für belastende Erlebnisse. Neue Erfahrungen werden mit diesen gespeicherten Erfahrungen verglichen. Damit analysiert die Amygdala, wie gefährlich eine unangenehme Situation ist, und steuert, ob wir mit Angst und Aggression darauf reagieren. Wenn die Amygdala etwas als bedrohlich einstuft, löst sie vegetative Reaktionen im Körper aus, wie Angstschweiß, Herzrasen, Wut, Zusammenzucken oder Atemnot. Bei schlimmen Lebensereignissen kann die Amygdala eine erhöhte Empfindlichkeit zurückbehalten und zukünftig viel schneller und in höherer Konzentration Stresshormone produzieren. Menschen reagieren dann auf Alltagssituationen überempfindlich und sind anfälliger für Krankheiten.

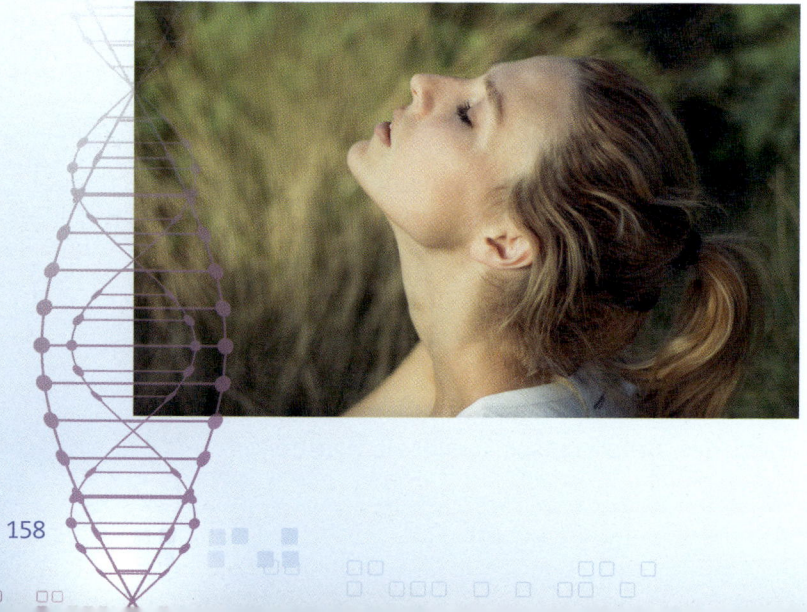

Übung:

Die eigene Stressschwelle verändern

Wenn wir schlimme Lebensereignisse nicht gut verarbeitet haben, entsteht der Eindruck, wir würden in einer Welt leben, die es nicht gut mit uns meint, und wir müssten immer auf der Hut sein.

Diese Einstellung spiegelt sich in der Aktivität unserer Gene wieder, die bei einer niedrigen Toleranzgrenze sehr schnell mit Stressmustern reagieren.

Egal, wie Ihr Leben verlaufen ist, es ist jetzt Zeit, diese Programmierung zu ändern.

Beginnen Sie am Scheitel, gehen Sie Stück für Stück durch Ihren Körper, und sagen Sie den Zellen in jedem Abschnitt: »Wir leben in einer guten Welt. Sie beschenkt uns und sorgt für uns.« Zellen brauchen positive Botschaften, um zu überleben. Sämtliche Erfahrungen werden in chemischen Nervenleitbahnen verarbeitet.

Mit dieser Übung, die Sie gerne in Ihren Tagesablauf integrieren können, säen Sie Entspannungssamen in Ihren Zellen. Das ist Wellness pur, und Ihr Körper und Ihre Gene werden es Ihnen danken.

Übung:

Die Amygdala stärken

Die Amygdala ist Ihr Bewegungsmelder für gefährliche Situationen. Je sensibler sie ist, desto schneller werden Stressprogramme eingeschaltet. Aber Achtung: Sensibilität und Angst sind nicht dasselbe. Angst ist ein Fantasiefilm darüber, was sich aus einer derzeitigen Situation eventuell entwickeln könnte. Solche negativen Fantasien versetzen Ihre Amygdala in Aufruhr.

Stellen Sie sich die Amygdala in der Form und Größe einer Mandel mitten im Gehirn vor. Auf dem Mandelkern sitzt ein Wesen, das Ihre Angst widerspiegelt. Entfernen Sie dieses Wesen, und stellen Sie es vor sich hin. Fordern Sie das Wesen auf, Ihnen einen Garantieschein dafür zu geben, dass Sie ihm uneingeschränkt vertrauen können, dass sich seine Prognosen immer bewahrheiten. Das wird es nicht können, also jagen Sie es zum Teufel, und vertrauen Sie ab jetzt sich selbst.

Beobachten Sie, wie Ihre Amygdala entspannt durchatmet.

Übung:

Die eigene Stresstoleranz erhöhen

Bildlich gesprochen kann die Schutzhaut der Amygdala im Laufe unseres Lebens aufgrund von ungünstigen Lebensumständen dünn geworden sein. Das hat zur Folge, dass die Amygdala außergewöhnlich sensibel ist – ein überaktives Stresshormonsystem ist die Folge. Und ein gesunder Umgang mit Stress ist nicht mehr möglich. Diese Übung habe ich schon oft mit Menschen durchgeführt, und sie ist immer sehr eindrücklich:

Stellen Sie sich Ihre Amygdala in der Form eines Mandelkerns mitten im Gehirn vor. Sie ist sehr sensibel, und selbst wenn Sie in Ruhe auf dem Sofa sitzen, signalisiert sie einen leichten Stresszustand. Das können Sie ganz einfach ändern, indem Sie sich vorstellen, dass Sie Ihrer Amygdala ein dickes Fell überstreifen. Suchen Sie sich in der Tierwelt ein geeignetes Fell aus, oder gestalten Sie selber eines. Hüllen Sie dann Ihre Amydala darin ein, und spüren Sie, wie gut ihr das tut. Wiederholen Sie diese Übung in unangenehmen Stresssituationen.

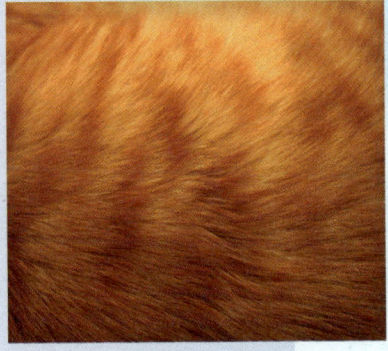

Erben und Vererben

Bei der Vererbung spielen die Gene die tragende Rolle. Doch wir sehen erst, was sich aus dem genetischen Material entwickelt, wenn die Zellen gezielt auswählen, welche der genetischen Informationen sie nutzen. Die Auswahl erfolgt mit epigenetischen Markierungen, die der Zelle vorgeben, welche genetischen Informationen sie wann und in welcher Weise verwenden soll.

Lange glaubte man, dass wir nur die Gene an die nächste Generation weitergeben.

Inzwischen mehren sich die Stimmen, die meinen, dass wir auch Prägungen bzgl. des Umgangs und des Einsatzes der Gene mitgeben. Also unsere Version, wie wir mit dem Leben umgegangen sind, und die Art, wie wir uns an unsere Lebensumstände angepasst haben. Das sind epigenetische Muster, die bewirken können, dass spätere Generationen unser Verhalten »kopieren«. Je früher ein Kind solche epigenetischen Muster vorangegangener Generationen aktiviert, desto nachhaltiger können sie wirken. Die Zellen von Kindern sind sehr beweglich und beeinflussbar. Wenn wir älter werden, haben wir unsere Ausrichtung gefunden, und unseren Zellen geht es genauso, sie lassen sich nicht mehr so schnell von etwas beeinflussen. Das lässt die Schlussfolgerung zu, dass es auch in unserer Hand liegt, wie nachfolgende Generationen, unsere Kinder und Enkel, mit ihrem Erbgut umgehen.

Raus aus dem Schubladendenken!

Sie haben zwar das Erbgut Ihrer Eltern, doch sind Sie weder Ihre Mutter, noch Ihr Vater, noch leben Sie deren Leben. Ihre Gedanken bilden Ihre Realität, und was Sie denken, entspricht für Ihren Körper einer Handlungsanweisung, die er bestmöglich umsetzen will. Also, was denken Sie über Ihr Erbgut? Wie oft haben Sie schon gedacht, dass Sie dieselben Augenprobleme wie Ihr Vater bekommen könnten, dass Sie auch schlaganfallgefährdet sind, dass Sie auch früh ergrauen oder dass Sie die Wechseljahre genauso dramatisch wie Ihre Mutter durchleben. Vielleicht haben Sie Vorsorge betrieben, ängstlich jede körperliche Veränderung beobachtet oder die Krankheitsgeschichten immer und immer wieder gehört und erinnert.

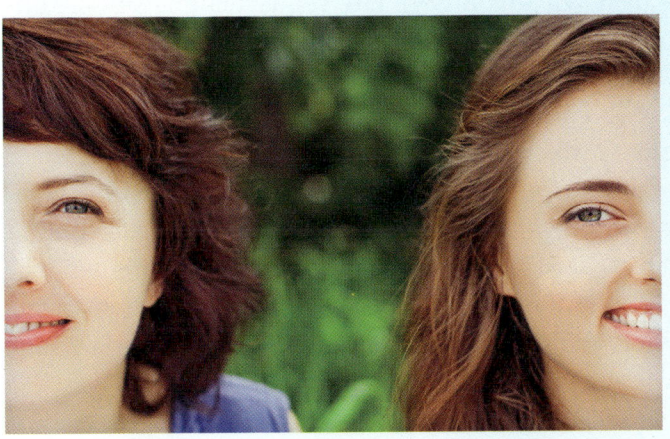

Wenn wir uns nicht selbst damit beschäftigten, dann tut das unser Umfeld für uns. Schon kaum geboren, wird darüber diskutiert, wem wir ähnlich sehen. Kritisch wird in den ersten Lebensjahren beobachtet, welche Prägungen sich zeigen. Die erste Frage, wenn eine Erkrankung auftaucht, ist immer, gibt es Vorerkrankungen in der Familie? Dass Sie das gefragt werden, ist in Ordnung, doch steckt meistens hinter dieser Frage die versteckte Drohung, dass diese Krankheit schon im Raum steht. Spätestens dann gehen die Schubladen auf, und der Film, was sich möglicherweise aus einem vorübergehenden Herzstolpern entwickeln kann, läuft auf Hochtouren. Selbst wenn Sie eine bestimmte genetische Veranlagung mitbekommen haben, steht nirgendwo geschrieben, wie sich diese äußert. Ihr Vater und Ihre Mutter leben ein völlig anderes Leben als Sie, bewerten viele Dinge anders, haben andere Erfahrungen gemacht. Dadurch nutzen sie das genetische Material auf ihre Weise.

Ich glaube, dass wir uns unsere Eltern aussuchen, weil sie uns ein bestimmtes Erfahrungsfeld ermöglichen – auch ein genetisches Erfahrungsfeld. Doch was davon genau und in welcher Weise, das liegt ganz in unserer Hand. Wenn wir unsere Eltern kopieren, uns ähnlich verhalten, reagieren oder denken, dann kann es sein, dass wir ähnliche epigenetische Muster entwickeln oder von epigenetischen Prägungen unserer Eltern stärker beeinflusst werden. Entscheidend ist, was wir meinen, wie unser Leben verlaufen soll, es gibt Tausende Variationen, nichts ist fest vorgezeichnet. **Ob mit oder ohne Happy End, da haben wir ein gewichtiges Wort mitzureden!**

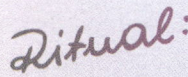

Ich bin ich!

Stellen Sie sich Ihr Erbgut als eine große Schale mit Kugeln in allen Farben vor. Kein Mensch auf dieser Erde nutzt sein gesamtes Erbgut im Laufe seines Lebens, noch wird ihm vorgegeben, was er zu nutzen hat. Jeder wählt individuell aus dem großen Fundus an Möglichkeiten aus. Stellen Sie sich vor, dass rechts und links neben der Schale ein überlebensgroßes Bild Ihrer Mutter und Ihres Vaters stehen. Was Ihre Eltern aus Ihrem Erbgut gemacht haben, ist eine von vielen Varianten. Lösen Sie beide Bilder auf, und stellen Sie stattdessen Ihr Bild in diese Schale. Sie entscheiden, wie Sie Ihr Erbgut nutzen. Genießen Sie diese Freiheit!

Mütterliches und väterliches Erbgut

Unsere Gene sind eine Kombination des Erbgutes von Vater und Mutter. »Ganz wie die Mutter«, diese Aussage gefällt uns, wenn es sich um die gute Figur der Mutter handelt. Sind hingegen Veranlagungen für Erkrankungen gemeint, sind wir weniger begeistert. Manchmal ist es offensichtlich, von wem wir eine genetische Information übernommen haben, und manchmal bewegen wir uns im Reich der Vermutungen.

Egal, worum es sich handelt, wir haben immer zwei Erbinformationen dazu. In meinem Weltbild gehe ich davon aus, dass wir bewusst die Entscheidung treffen, welchen Teil des Erbgutes wir auswählen. Das geschieht mit dem Wissen, welche Erfahrungen und Entwicklungschancen eine Erkrankung auf spiritueller Ebene bereithält. Ich bin auch der Meinung, dass wir im Laufe unseres Lebens solche Entscheidungen verändern können. Dabei unterstützt Sie das folgende Ritual.

Ritual:

Stellen Sie sich eine einzelne Zelle stellvertretend für den Bereich Ihres Körpers vor, an dem Sie Heilarbeit leisten möchten. Diese Zelle sieht aus wie ein großer Luftballon, der mit Wasser gefüllt ist. Wie ist das äußere Erscheinungsbild dieser Zelle, ist die Hülle in Ordnung, ist sie elastisch, ist das Wasser der Zelle klar und sauber?

Konzentrieren Sie sich auf das Innere des Zellkerns. Hier sind Ihre Gene in Form von 23 Chromosomenpaaren zu Hause. Eines dieser Paare steht ganz vorne und zeigt Ihnen, dass hier alle genetischen Informationen für diese Zelle gespeichert sind. Die anderen Chromosomenpaare sind für Sie irrelevant.

Ein Chromosom zeigt sich in Form eines rosaroten X, es steht für das mütterliche Erbgut. Das andere Chromosom ist blau und Träger des väterlichen Erbgutes. Schauen Sie, welches dieser beiden Chromosomen leuchtet. Das Aufleuchten zeigt Ihnen an, welche Erbinformation aktiv ist. Entscheiden Sie, ob Sie weiterhin die Erbinformation dieses Elternteils nutzen wollen. Wenn ja, tun Sie

alles, was Ihnen in den Sinn kommt, um dieses Chromosom zu stärken, es vitaler und leuchtender zu machen.
Wenn Sie diese Erbinformation nicht weiter abrufen möchten, dann stellen Sie sich vor, dass es ein Kabel mit Stecker gibt, mit dem das Chromosom mit Energie versorgt wird. Ziehen Sie diesen Stecker heraus, und stecken Sie ihn beim anderen Chromosom ein. Beobachten Sie, wie dieses Chromosom immer vitaler und lebendiger wird.

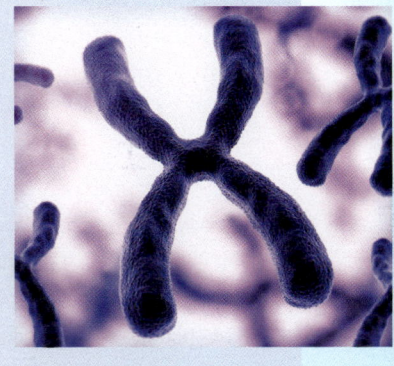

Stellen Sie sich vor, wie Ihre Zelle mit den neuen Informationen überflutet wird und Veränderungen vornimmt. Setzen Sie dann diese »neue« Zelle in Ihrem Körper ein, und visualisieren Sie die von Ihnen gewünschten körperlichen Veränderungen.

Beenden Sie nun Ihre Heilarbeit, verlassen Sie die Zelle, und verinnerlichen Sie, was Sie geleistet haben. Loben Sie sich und Ihren Körper für das Gute, das daraus entstehen wird!

Es kann vorkommen, dass zu einem Anliegen weder das Chromosom vom Vater noch das der Mutter gesunde Informationen bereithält. Dann gibt es nur die Lösung, Heilarbeit für beide Elternteile zu machen. Ein Beispiel dazu finden Sie bei den Praxisfällen (ab S. 194).

Übung:

Den Schalter umlegen

Epigenetische Schalter sind in der Lage, Gene auszuschalten. Damit können sie ein erhöhtes Risiko für Krankheiten auf ein normales Maß zurückschrauben. Diese Schalter sind so konstruiert, dass ihre Programmierung sehr beständig ist, denn die Anpassung soll möglichst lange erhalten bleiben.

Diese Übung eignet sich gut für den Fall, dass Sie befürchten, eine Erkrankung Ihrer Eltern zu bekommen oder sich eine solche Erkrankung bereits zeigt:

Gehen Sie in die große Bibliothek Ihrer Gene. Nehmen Sie das Buch zur Hand, das die Anleitung für die Erkrankung enthält, die Sie bearbeiten wollen. Drehen Sie den Regler auf dem Buchdeckel ganz zurück, und drücken Sie ganz bewusst den Ausschaltknopf. Machen Sie sich immer wieder bewusst, dass Sie damit das Krankheitsrisiko auf ein Normalmaß zurückgedreht bzw. den Krankheitsverlauf gemildert haben. Der Glaube an Ihre Wirkungskraft soll Sie anschließend begleiten.

Übung:

Gute Gene verstärken

Die Heilarbeit mit dem epigenetischen Schalter können Sie auch dafür verwenden, gute Gene noch stärker zu nutzen. Dazu gehen Sie genauso wie in der vorherigen Übung vor, nur drehen Sie dieses Mal den Regler so weit auf, wie Sie mögen, und freuen sich an Ihren damit verbundenen positiven Erwartungen.

Ritual:

Das Genpotenzial der Familie erschließen

In Ihrem Erbgut steckt großes Potenzial für ein gesundes und langes Leben. Am besten führen Sie dieses Ritual mit einer konkreten Zielsetzung darüber durch, was geheilt werden soll. Angenommen Sie haben chronische Nackenschmerzen: Visualisieren Sie vor sich die große Schale Ihres Erbgutes mit den bunten Kugeln. Betrachten Sie nun diese Schale mit dem Ziel, sich hilfreiches Genpotenzial für die Heilung Ihres Schmerzes zu erschließen. Beobachten Sie, wie sich wie von Zauberhand bunte Kugeln lösen und in Ihren Nacken hineinbewegen. Halten Sie dieses Bild, bis alle notwendigen Kugeln bei Ihnen sind. Freuen Sie sich über das Wohlgefühl, das jetzt schon entstanden ist.

Ritual:

Eine bewusste Auswahl des Erbguts treffen

Sicherlich gibt es in Ihrer Familie viele gute Gene. Stellen Sie sich vor, Sie wären Alice im Wunderland und eingeladen, sich an diesen guten Gene nach Herzenslust zu bedienen.

Sehen Sie die große Schale Ihres Erbgutes voller bunter Kugeln vor sich? Suchen Sie sich ein Gen aus, das Sie gerne hätten, nehmen Sie die passende Kugel dazu aus der Schale, und geben Sie dieses Gen in Ihren Nabel. Auf diese Weise können Sie sich mit dem starken Herz Ihrer Oma oder der körperlichen Beweglichkeit Ihres Onkels versorgen. Sie können immer wieder das Potenzial dieser Schale nutzen.

Wenn Sie Ihrem Körper keine Lösung für ein Problem bieten, dann sucht er selbst nach Lösungsmöglichkeiten. Wenn er in Ihren Erinnerungen keine Lösung findet, greift er auf gespeicherte genetische Muster in Ihrem Erbgut zurück. Mit diesem Ritual zeigen Sie Ihrem Körper, dass genetische Muster vorhergegangener Generationen für Sie keine Bedeutung haben. Damit weiß Ihr Körper, dass er darauf nicht zugreifen soll. Sie stärken damit Ihren freien Willen und Ihre Durchsetzungskraft, eigene Problemlösungen zu finden, und greifen selber in die Ausrichtung Ihrer Genaktivitäten ein.

Chancen der Vererbung

Unser Erbgut ändert sich laufend. Das geschieht mit jeder Heilarbeit, mit jedem Gedanken und jeder Versöhnung. Genschalter werden aktiv oder werden ausgeschaltet, neue epigenetische Muster entstehen, unser DNA-Faden wickelt sich anders auf oder die Zellteilung wird aktiviert. Unsere Gene beeinflussen sich gegenseitig. Das bedeutet, die Heilarbeit, die Eltern im Laufe Ihres Lebens machen, wirkt sich auf die Gene der Kinder aus und umgekehrt. Auch nach der Geburt eines Kindes geben die Eltern, solange Sie leben, Impulse an das Erbgut des Kindes. Selbst wenn Sie keine Kinder haben, fließt Ihr Erbgut energetisch in Ihr Familiensystem und sät dort Früchte oder ermöglicht Erfahrungen.

Sie sehen, Heilarbeit mit unseren Genen lohnt sich immer und ein Leben lang!

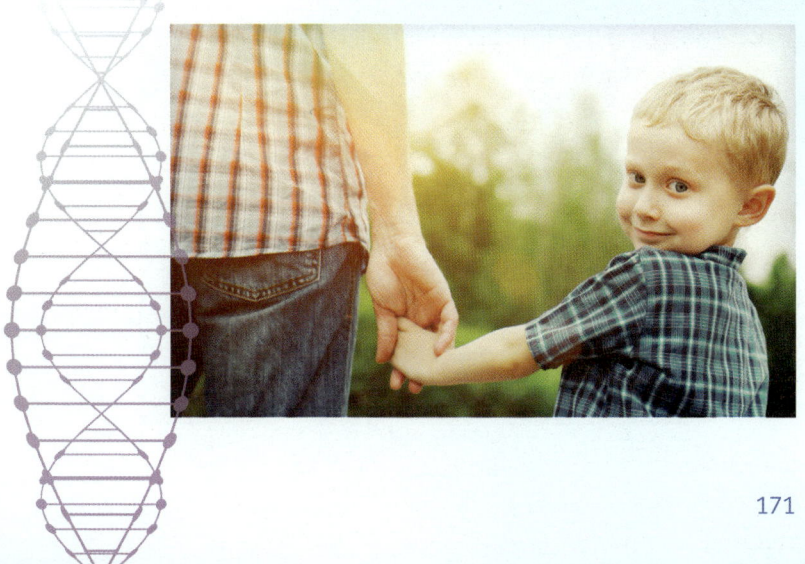

Ritual:

Was wollen Sie vererben?

Gehen Sie in die große Bibliothek Ihrer Gene. Schaffen Sie sich einen Wohlfühlplatz im Zentrum, und setzen Sie sich bequem hin. Wenn Sie mögen, können Sie eine Kerze anzünden oder es sich auf eine andere Weise schön machen. Halten Sie eine leere Schale in der Hand. Gehen Sie im Geiste durch alle Stationen Ihres Lebens, und vergegenwärtigen Sie sich, welchen nährenden Umgang Sie mit vielen Genen gepflegt haben. Vielleicht haben Sie ein starkes Herz, sehr gute Augen, einen lockeren Umgang mit Stress oder sind sehr beweglich. Für jeden Impuls legen Sie ein Samenkorn in die Schale. Am Ende überreichen Sie diese Schale mit Ihrer ganzen Liebe Ihren Kindern. Wenn Sie keine Kinder haben, geben Sie die Schale dem gesamten Familiensystem.

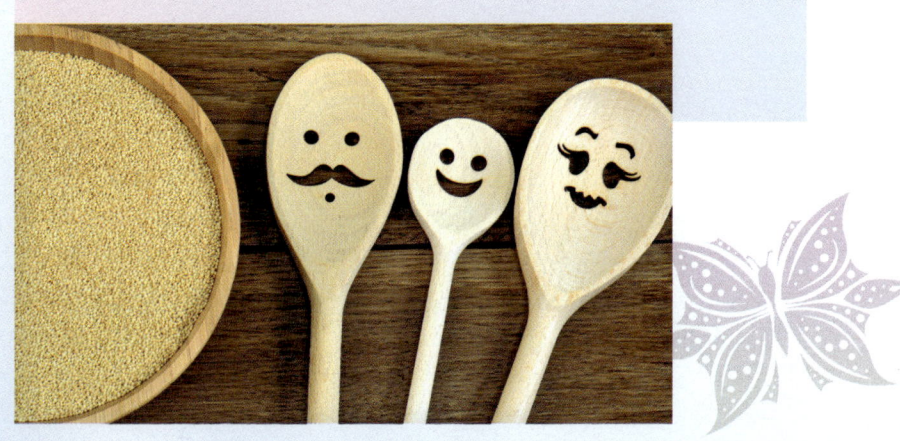

Praxisbeispiele von Heilbehandlungen

Sie haben nun wirklich eine Menge über Gene erfahren und möglicherweise schon einiges ausprobiert. Ich habe Ihnen im Folgenden einige Beispiele für Heilbehandlungen zusammengestellt, damit Sie Anregungen für Ihre eigene Heilarbeit bekommen. Diese Beispiele können Ihnen helfen, ein Gespür dafür zu entwickeln, wie Sie bei Ihrem Anliegen vorgehen können. Beim Lesen werden Sie erkennen, wie variabel ich mit den Ritualen und Übungen umgehe und sie an die jeweilige Situation anpasse. Jonglieren und spielen Sie mit all den Übungen und Ritualen dieses Buches, und führen Sie sie so durch, wie es für Sie stimmig ist. Vertrauen Sie Ihrer Intuition. Lassen Sie sich beim Lesen dieser Berichte anstecken, von deren Optimismus, Kreativität und Fokus auf mehr Gesundheit. Stärken Sie damit Ihre Selbstheilungskräfte und Ihren eigenen Heilungswunsch.

Hinweis

Wenn ich eine Übung oder ein Ritual nicht ausführlich beschreibe, dann habe ich es in der im jeweiligen Kapitel aufgeführten Weise angewendet. Eine Abänderung oder Interpretation beschreibe ich jeweils. Bei den meisten Praxisfällen sind Rituale aus verschiedenen Kapiteln enthalten, dennoch habe ich sie dem Themenbereich zugeordnet, der der entscheidende Schlüssel war.

Praxisfälle: Genetische Selbstmeisterschaft

Lotte

THEMA: FRAUSEIN

Lotte ist seit 40 Jahren verheiratet und war ein Leben lang der Mittelpunkt ihrer Familie. Ehefrau, Mutter und Oma sein, darauf hat sie ihr Leben ausgerichtet. An die nüchterne, bestimmende und sachliche Art ihres Mannes hat sie sich gewöhnt. Unvermittelt tritt im Frühling ein Mann in ihr Leben. Aus einem Plausch an der Bushaltestelle entwickelt sich eine Freundschaft und mehr. Auf einmal wird die Frau, die weibliche Seite in Lotte, aktiv, und eine große Sehnsucht nach mehr liebevollem Umgang und dem Gesehenwerden als Frau wird in ihr wach. Ausbrechen aus der Ehe? Nein, dazu ist Lotte viel zu loyal und fürsorglich. Für sich gut sorgen, das ist etwas, was sie gar nicht kennt und ihr unglaublich schwerfällt. Sie möchte aus diesem Gefängnis ihres Denkens ausbrechen.

Lotte beginnt mit der Übung »Grenzen neu betrachten« (S. 96). Sie betrachtet ihre derzeitige Situation und spürt sofort, wie ihr Herz zu rasen beginnt und Schwindel entsteht. Vor ihrem inneren Auge taucht eine unüberwindbare Mauer auf. Lotte wandelt diese Mauer in ein großes Tor, durch das sie hindurchgehen kann. Damit hat Lotte sich die Erlaubnis gegeben, dass sie ihr Denken verändern kann. Sie spürt sofort Erleichterung im ganzen Körper.

Danach arbeiten wir an einer traumatischen Erfahrung, die Lotte im Alter von 4 Jahren gemacht hat. Lotte war mit ihren

Eltern an einem neuen Ort in ein großes Mietshaus gezogen. Die Familie war dort nicht willkommen, meistens wurden die Kinder dazu angehalten, auf Zehenspitzen durch die Wohnung zu schleichen. Eines Abends kam der Vater angetrunken und müde von der Arbeit nach Hause, und Lotte hüpfte im Hausflur auf und ab. Der Vater packte sie, schüttelte sie und schrie sie an. In diesem Moment hatte Lotte beschlossen, dass sich anzupassen ihr höchstes Lebensziel sein sollte. Lotte heilt diese Wunden mit der Übung: »Energetische Narben aus tramatischen Erlebnissen heilen« (S. 122) und

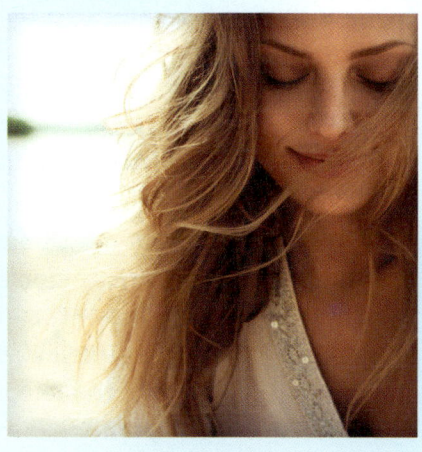

beschließt, den Rest ihres Lebens unangepasst zu leben.

Im nächsten Schritt will sie ihre Weiblichkeit befreien. »Diese Gene müssen bei mir nicht aktiv sein, weder meine Mutter, noch meine Oma waren mir in diesem Punkt ein Vorbild«, beschließt sie. Lotte geht in die große Bibliothek ihrer Gene und holt den dicken Schmöker »Frausein« aus dem Regal. Er ist verstaubt, in einer antiquierten Schrift geschrieben, und sie hat große Mühe, ihn zu öffnen. Eine dicke Stahlkette ist darum gewickelt. Lotte fackelt nicht lange und reißt mit ganzer Kraft die Stahlkette entzwei. Dann gibt sie dem Buch ein modernes Aussehen, versieht es mit fröhlichen Bildern und dreht den epigenetischen Schalter weit auf. Ein Akt genetischer Selbstmeisterschaft!

Gunther

THEMA: SCHLECHTE NIERENWERTE

Seit Gunther mit Anfang 20 erfahren hat, dass er kleine Zysten in seinen Nieren hat, lebt er mit der Angst, dass ihn das Schicksal seines Vaters ereilen und er einmal Dialysepatient sein würde. Gunther ist sportlich aktiv und liebt seine Unabhängigkeit. In letzter Zeit haben sich seine Nierenwerte verschlechtert, und er möchte nun auf allen Ebenen Heilarbeit in Anspruch nehmen. Wir beginnen mit der Übung »Zurück auf Anfang« (S. 152). Alle genetischen Informationen auf Null zu stellen, das gelingt Gunther nicht. Der Schalter für Nierenschwäche bleibt aktiv. Ein klarer Fall für genetische Selbstmeisterschaft, das kann nur ein starker freier Wille bewerkstelligen. »Ich bin machtvoll!« (S. 87) Diese Worte spricht Gunther, bis ein Wohlgefühl dazu entsteht, dann probiert er es noch einmal. Jetzt gelingt es ihm mühelos, in der vereinigten Ei- und Samenzelle diesen Schalter zu deaktivieren. Er ist sichtlich erleichtert.

Dann schaut sich Gunther die Chromosomen an, die für die Nieren zuständig sind. Drei Chromosomenpaare zeigen sich, von denen jeweils der männliche Teil blau aufleuchtet. Das Ausschalten der blauen Chromosomen, der väterlichen Erbinformationen, gelingt gut, doch das Anschalten des rosaroten Erbgutes der Mutter klappt einfach nicht.

Gunther macht das Ritual »Eine bewusste Auswahl des Erbguts treffen« (S. 170), um sich das Heilpotential für seine Nieren aus den Genen zu erschließen. Die farbigen Kugeln kommen in großer Anzahl angeflogen. Danach ist es ganz einfach möglich, die rosa Chromosomen voll anzuschalten.

Dann widmet sich Gunther der Zystenbildung in den Nieren. Er definiert Zysten als Nierenzellen, deren Wasserproduktion überhandnimmt. Als er das dazugehörige Genbuch betrachtet, erkennt er einen Chip, der am Genschalter befestigt ist. Diesen Chip hat Gunther selbst infolge eines Traumas implantiert. Er löst diese energetische Narbe mit dem Ritual »Energetische Narben aus traumatischen Erlebnissen heilen« (S. 122) auf und entfernt dann den Chip. Damit ist die übermäßige Wasserproduktion abgestellt.

Gunther geht in die große Bibliothek seiner Gene und nimmt zwei Bücher aus dem Regal, das große Buch über die Produktion der Nierenzellen und ein kleines rotes Begleitbuch, in dem die Produktion von Zysten beschrieben ist. Den Regler an diesem kleinen Begleitbuch dreht er zurück und schaltet die Produktion aus. Dann widmet er sich dem großen Buch. Es ist verstaubt, lässt sich leicht öffnen, jedoch ist es ihm unmöglich, in diesem Buch zu blättern, weil eine Kopie des roten Begleitbuches im Wege steht. Gunther verbrennt das große Buch samt Inhalt und macht sich noch einmal auf die Suche nach dem Buch über gesunde Nierenzellen. Er entdeckt es im selben Regal. In diesem Buch optimiert er noch die Lesbarkeit und freut sich über den einwandfreien Zustand.

Dann widmet sich Gunther einer Nierenzelle, wie im Ritual »Arbeit mit Ihren Zellen« (S. 127) beschrieben. Die äußere Erscheinung der Zelle ist eine harte Kugel mit Dellen. Er macht sie weich, elastisch und durchlässig. Das Zellwasser ist optimal, der Zellkern schwer zu finden, das Cockpit gestaltet er moderner und zugänglicher. Die Proteinfabrik ist in sehr gutem Zustand, doch der Bote zwischen Zellkern und Fabrik muss optimiert werden, damit die Anleitungen besser verständlich sind. Die Nährstoffversorgung der Zelle braucht nur eine kleine Verbesserung, während die Abfallentsorgung brachliegt. Unmengen von Schlacken liegen in den Ecken der Zelle. Gunther errichtet eine Kläranlage und ein Abflussrohr. Der Qualitätskontrolleur trägt eine rote Brille, die etwas verschmutzt ist, auch seine Konzentration kann er noch verbessern. Das optimale Schlussbild seiner Nierenzellen archiviert er anschließend im Buch, klappt es zu, aktiviert den Schalter und dreht den Regler weit auf.

Gunther ist sichtbar erleichtert, freut sich über sein kraftvolles Wirken und arbeitet mit den Ritualen im Alltag weiter. Dazu stellt er sich vor, sich mit dem universellen Heilungsfeld der Genregulation zu verbinden (S. 91).

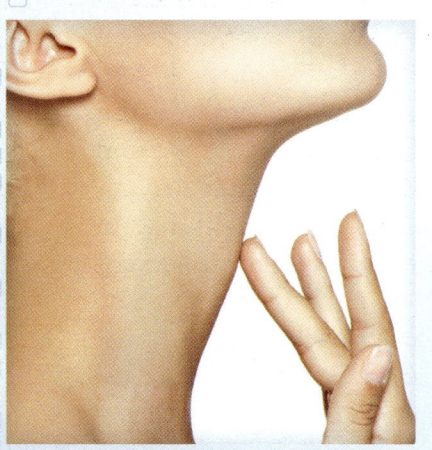

Senta

THEMA: ANGST VOR TUMOR

Senta arbeitet in der Verwaltung einer Klinik. In den letzten Monaten häufen sich Tumorerkrankungen im Kollegen- und Bekanntenkreis. Senta ist Raucherin und bisher entspannt damit umgegangen. Auf einmal überfällt sie untertags Panik, der Hals wird ihr eng, das Atmen fällt ihr schwer, und der Gedanke, sie habe Kehlkopfkrebs, lässt sie nicht mehr los. Sentas Vater hatte Kehlkopf- und ihre Mutter Darmkrebs. Senta ist ein eher sachlicher Mensch, doch damit, vernünftig mit sich selbst zu reden, kommt sie in dieser Angelegenheit nicht mehr weiter.

Wir beginnen ihre Behandlung mit einem Blick in ihre Gene. Es ist nicht erkennbar, dass sie bisher aus dem Erbgut Schalter für Tumorerkrankungen aktiviert hat. Dagegen ist der Schalter für das Gen »Programmierter Zelltod (geschädigte Zellen entfernen)« sehr wackelig. Senta gestaltet den Schalter neu, macht ihn richtig stabil und aktiviert ihn wieder mit voller Kraft. Nikotinablagerungen im Körper sammelt Senta ein und nutzt die dahinterstehende neutrale Energie, um das Gen für Zellverjüngung zu stärken.

Die emotionale Verbindung zwischen ihr und den ihr nahestehenden Personen mit Tumorerkrankungen besteht darin, dass alle diese Personen im Zuge der Erkrankungen sich selbst gefunden haben. Das soll nicht ihr Weg sein. Wir arbeiten mit dem Ritual »Ich bin ich« (S. 165). Senta stellt sich ihr gesamtes Erbgut als große Schale mit Kugeln vor. Hinter der Schale stehen die erkrankten Personen in überlebensgroßer Form. Welche Gene diese Personen aktiviert haben, ist deren Angelegenheit und betrifft Senta nicht. Sie löst die Bilder auf und stellt sich stattdessen vor, mit welchem Ziel sie ihr Erbgut nutzen will. Sobald Senta eine klare Vorstellung davon hat, aktiviert sie die Kugeln ihres Erbguts, die sie dabei unterstützen. Mit einem starken freien Willen gelingt ihr das. Senta kann wieder tief durchatmen, und die Panik hat ein Ende genommen.

Renate

THEMA: ERHÖHTE STRESSHORMONWERTE

Renate hat seit längerer Zeit erhöhte Stresswerte im Blut, vor allem das Cortisol ist außer der Norm, Schwindel plagt sie. Renate hat sich entschlossen, heilend auf ihre Gene einzuwirken. Als Erstes will sie das Gefühl, fremdbestimmt zu sein, lösen.

Renate war bisher der Meinung, dass die Wahrscheinlichkeit hoch sei, dass sie Krankheiten ihrer Eltern bekomme, und derer gibt es viele. Renate erzählt, dass ihre Mutter zeitlebens mit depressiven Phasen zu kämpfen hat. Von der Depression weiß man, dass das Stresshormonsystem des Körpers überaktiv ist.

Wir beginnen mit dem Ritual »Ich bin ich« (S. 165). Renate sitzt vor einer großen Schale, die alle Gene ihres Erbgutes enthält. Hinter der Schale befindet sich je ein überlebensgroßes Bild ihres Vaters und ihrer Mutter. Beide Bilder löst sie auf und ersetzt sie mit ihrem eigenen Bild und ihrer Idee davon, wie und in welchem Gesundheitszustand sie alt werden will. Renate berichtet, dass es richtig schwer war, die Bilder der Eltern aufzulösen. Daran hat sie gemerkt, wie stark sie der Meinung war, deren Krankheiten hilflos ausgeliefert zu sein.

Um Renates Selbstbestimmung zu fördern, sitzt sie nochmals vor der Schale mit ihrem Erbgut und wählt ganz bewusst je ein Gen von Mutter und Vater aus, das sie gerne haben möchte. Sie wählt das gute Gedächtnis ihres Vaters und die Regenerationsfähigkeit ihrer Mutter.

Um die Schwindelgefühle zu heilen, arbeiten wir mit der Annahme, dass es ein Heilpotenzial dafür in ihrem Erbgut gibt. Sie stellt sich den geheilten Zustand vor und beobachtet, wie sich farbige Kugeln wie von Zauberhand gelenkt aus ihrer Schale lösen und in ihren Körper hineinfliegen. So macht sie sich das gesunde Potenzial ihrer Gene verfügbar.

Bisher hatte Renate ihrem Körper keine Anleitung dafür gegeben, wie mit dem Krankheitspotenzial im Familiensystem umgegangen werden sollte. Das will sie nun ändern. Sie stellt sich zuerst den Ist-Zustand vor, steuert ein Boot, hat die Hände am Steuer, doch das Lenken funktioniert nicht. Das Meer ist außer

Rand und Band, und ihr Boot schaukelt wie eine Nussschale auf den Wellen hin und her. Renate umgreift das Ruder mit beiden Händen und macht eine Kehrtwendung, dabei hält sie das Ruder ganz fest, sie gibt die Richtung vor und behält den Kurs bei, bis sie ruhiges Gewässer erreicht.

Renate hat das überaktive Stresshormonsystem ihrer Mutter übernommen. Sie geht einige Alltagssituationen durch und stellt mit Schrecken fest, wie schnell ihre Amygdala die rote Stresslampe leuchten lässt. Sie legt ihr eine dicke Hülle in Form eines Kaninchenfells um. Letztendlich ist sie damit jedoch nicht zufrieden und wechselt es in ein borstiges Wildschweinfell. Wenn sie jetzt Alltagssituationen überprüft, merkt sie deutlich, dass die grüne Lampe sehr viel aktiver ist als zuvor. Damit will sie jetzt Erfahrungen sammeln und das neue Muster täglich bestätigen.

Praxisfälle: Genregulation auf der seelischen Ebene

Cordula
THEMA: KRAMPFADERN

Ihre langen Beine waren jahrelang Cordulas ganzer Stolz. Mit zunehmendem Alter sind nun immer mehr Krampfadern zu sehen. »Ich habe die Beine meines Vaters geerbt«, ist ihre Standardaussage. Cordula will das so nicht stehenlassen und alles versuchen, um die Ausdehnung ihrer Krampfadern zu stoppen.

Ich gebe Cordula die Information, dass die Genaktivität für Krampfadern erst mit ihrem 17. Lebensjahr begonnen hat und dass es davor keine Tendenz dafür gab, in welcher Weise sich ihre Beine entwickeln. Wenn der Körper keine konkrete Anweisung hat, dann orientiert er sich an Autoritäten, in ihrem Fall an Cordulas Vater. Cordula erinnert sich, dass Sie mit knapp 17 Jahren auf einem Fest beinahe vergewaltigt worden wäre. Wir arbeiten zuerst an der Heilung dieser traumatischen Erinnerung, nach dem Schema »Erinnerungen verändern« (S. 102). Cordula spürt, wie sehr sie sich in dieser Situation gewünscht hatte, so kräftige Beine wie ihr Vater zu haben, um den Mann wegstoßen zu können.

Cordula macht sich bewusst, dass sie heute nicht mehr so hilflos ist wie mit 17 Jahren. Die Übung »Wie bin ich heute?« (S. 99) hilft ihr dabei und bestärkt den Entschluss, die Genaktivität des väterlichen Erbguts einzustellen. Dazu stellt sie sich vor, in ihrer Genbibliothek das blaue Buch »Krampfadern produzieren« zu schließen. Anschließend sammelt sie alle blauen Chromosomen in ihren Beinen ein.

Das damalige Erlebnis hat energetische Narben hinterlassen. Sie hat jetzt den großen Wunsch, diese versteckte Lebenskraft wieder zu sich zu holen. Dazu nutzt Sie das Ritual »Energetische Narben aus traumatischen Erlebnissen heilen« (S. 122). Cordula ergänzt dieses Ritual, indem sie dem verlorenen Teil eine Melodie anbietet. Spontan summt sie das Lied: »Dich erkenn ich mit verbundenen Augen«, während sie die Lichtkugel in den Nabel nimmt. Am Ende des Rituals spürt sie hin, welche Melodie ihr Körper jetzt spielt: »Don't worry, be happy«. Mit einem freudigen Lächeln nimmt sie das zur Kenntnis.

Cordula, erzählt mir, dass sie darüber hinaus keine gute Erinnerungen an ihre Pubertätszeit hat: Sie war einsam, fand sich hässlich und hat sich immerzu in ihrem Zimmer verkrochen. Diese Situation ruft förmlich nach der Übung »Eingebunden sein« (S.120), um sich die nährenden Beziehungen der Pubertät bewusst zu machen. Sie macht die

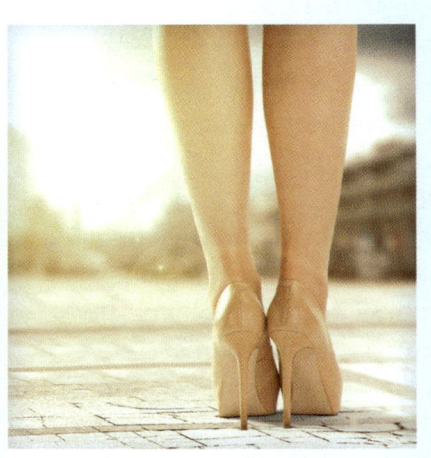

Übung und erklärt mir, da gab es nicht viel zu holen: die Oma, den Papa und eine Tante. Ich bitte sie, genauer hinzuschauen und sich all die Menschen in Erinnerung zu rufen, die ihr wohlgesonnen und zugewandt waren. Jetzt entdeckt Sie das Nachbarsmädchen, mit dem sie zur Schule geradelt ist, die Deutschlehrerin, die sie so häufig gelobt hatte, oder ihre Cousine, die so gerne zum Bücherausleihen vorbeikam. Mit diesen nährenden Energien hüllt sie sich ein und spürt, wie sich ihr inneres Gefühlsleben in Bezug auf ihre Pubertätszeit verändert.

Am Ende dieser Sitzung schenkt sich Cordula die Bauanleitung des mütterlichen Erbgutes für ihre Beine. Ihre Mutter ist mittlerweile 80 Jahre alt und hat immer noch Vorzeigebeine. Sie lässt die rosaroten Chromosomen in ihren Beinen tanzen und freut sich! Einige Wochen später erzählt Sie mir freudestrahlend, sie sähe jetzt immer die Beine ihrer Mutter vor sich, wenn sie ihre eigenen Beine betrachte.

Vera

THEMA: IM LEBEN ANKOMMEN

Vera ist in den besten Jahren und immer noch auf der Suche nach einem beständigen Partner an ihrer Seite. »Ich gerate immer an den falschen Mann, gerade habe ich wieder eine schmerzhafte Trennung hinter mir«, mit diesen Worten begann unsere Sitzung. »Im Beruf bin ich genauso sprunghaft, sobald es schwierig wird, wechsle ich die Stelle. Ich möchte endlich das Gefühl haben, im Leben angekommen zu sein.«

Mein Gespür sagt mir, dass wir als Erstes mit ihrer Zeugungsenergie beginnen sollten. Wir arbeiten mit dem Ritual »Zeugung als Kraftquelle« (S. 106). Vera sucht sich einen Platz am Meer aus, dort sind zwei Flüsse, die sich in einer lauen Vollmondnacht miteinander verbinden, der Himmel, ein Sternenmeer, die Milchstrasse sind ganz klar zu sehen, und Kristalle funkeln am Boden. Begleitend dazu spielt laute Rockmusik. Einer der Flüsse fließt gemächlich dahin (weibliche Kraft), und der andere ist ein

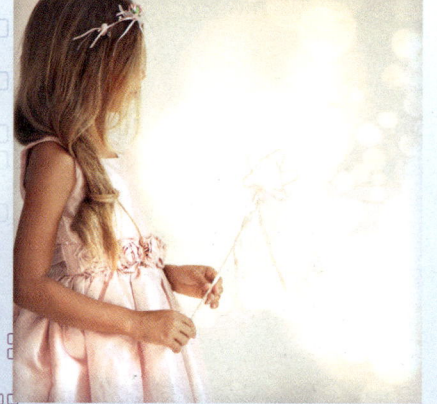

reißender Strom (männliche Kraft). Mit roten Wangen und einem Strahlen im Gesicht beendet Vera dieses Ritual und nimmt dieses Bild ihrer Zeugung in ihren Nabel. Ab jetzt ist dieses Bild die wirksame Erinnerungen an ihre Zeugung.

Vera erzählt mir, dass sie ständig den Druck spürt, etwas aus sich zu machen, doch bisher ist sie ihrer Meinung nach immer gescheitert. Als einziges Kind war es der

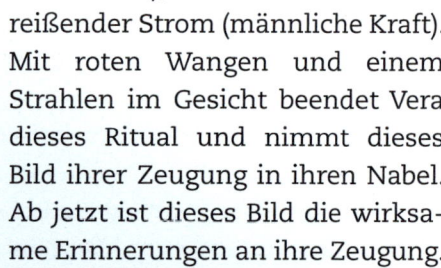

Wunsch ihrer Eltern, eine Vorzeigetochter zu haben. Eine Tochter mit zwei klugen Kindern, einem gut verdienenden Mann, eigenem Haus und einem gut situierten Freundeskreis. »Ich bin nichts von alledem«, meint sie, »mein Vater hat mir vor seinem Tod gesagt, wie enttäuscht er von mir ist. Meine Mutter ist dement und hatte auch zuvor schon den Kontakt zu mir abgebrochen.« Diese Aussagen klingen sehr nach einem vorgeburtlichem Auftrag.

Veras Mutter war 39 Jahre alt, als sie endlich schwanger wurde. Es sollte ein Vorzeigekind werden und das im Leben erreichen, was den Eltern nicht gelungen war. Ein Konfliktfeld entstand, das Vera in ihrer Entwicklung bremste und behinderte. Für das Auslöschen dieses Auftrages ist Veras Hüterin zuständig. Vera ist nicht mehr der hilflose Embryo. Sie will endlich frei sein und beauftragt ihre Hüterin, diesen Auftrag in Form einer Mappe an die Eltern zurückzugeben. Dann berührt ihre Hüterin Vera mit ihrem Zauberstab und schenkt ihr Zuversicht und Vertrauen, sodass sie ihr individuelles Potenzial nun ganz zum Vorschein kommen lassen kann. Auf diese Weise hat Vera nur noch die Verantwortung für ihre eigene Entwicklung und kann im Leben ankommen.

Jana
THEMA: KRAFTLOSIGKEIT

Jana ist selbstständig und hat eine Tochter, die sie alleine großzieht. Als Alleinverdienerin kommt sie oft an die Grenzen ihrer Kraft. Auch deshalb, weil ihre Eltern ihr ständig in ihr Leben reinreden, ihr Vorschriften machen, immer genau zu wissen glauben, was die Enkelin braucht und Jana das Gefühl geben, alles falsch zu machen. Das hat zur Folge, dass wenn sie ihre

Tochter den Großeltern zur Betreuung überlässt, Auseinandersetzungen an der Tagesordnung sind.

»Ich weiß schon gar nicht mehr, was ich wirklich will. Jetzt bin ich vierzig Jahre alt, seelisch labil, und ich habe Angst, wieder in eine Form der Essstörung zu verfallen«, sagt sie, als wir uns treffen.

Jana hätte als Sohn zur Welt kommen sollen. Ihre Eltern hatten nur Jungennamen ausgesucht, und in ihren ersten Lebensjahren trug sie meistens Jungenkleidung. Dabei ist Jana eine zartgliedrige Frau, die sehr weiblich wirkt. Die einzige Motivation für ein zweites Kind war der Wunsch nach einem Sohn gewesen.

Jana gestaltet ihre Zeugung neu, sie sucht sich einen Platz mit viel Licht aus, der Freiheit ausstrahlt. Mitten im Universum stellt sie sich die Vereinigung von Sonne und Mond vor. Dazu wählt sie die Melodie »Über den Wolken muss die Freiheit wohl grenzenlos sein«. Mit diesem Ritual spürt sie wieder ihre Kraft, ihr Leben zu gestalten. Sie verbindet sich mit dem kleinen Embryo, der schon damals den Erwartungen der Eltern getrotzt und sich für ein weibliches Körperkleid entschieden hatte. Mit dieser Kraft kann sie sich gerade jetzt von den Eltern freistrampeln.

Im nächsten Schritt träumt Jana ihre Geburt neu. Sie geht zurück in ihre Zeit im Mutterleib, erlebt sich als ungeborenes Kind, kurz vor Beginn des Geburtsprozesses. Jana spürt den Erwartungsdruck der Eltern, ihre unbändige Kraft, in dieses Leben zu wollen, und wie leicht sie durch den Geburtskanal hindurchgegangen ist. »Bis dahin ist alles optimal, doch dann spüre ich nur noch Eiseskälte und Ablehnung. Ich gestalte die Zeit nach der Geburt ganz neu: einen sonnendurchfluteten Kreissaal, zwitschernde Vögel, die mich willkommen heißen und ein Vater, der vor Aufregung und Vorfreude auf die Tochter kaum zu bändigen ist. Als ich im Arm meiner Mutter liege, höre ich die Worte: ›Wie schön, dass du da bist, du selbstbestimmtes, mutiges kleines Mädchen.‹«

Die Erinnerungen an ihre ersten Lebensjahre als »Junge« gestaltet sie nach dem Schema »Erinnerungen verändern« (S. 102) neu. Sie arbeitet mit dem Bild ihrer Einschulung und geht als Mädchen in die Schule des Lebens.

Jana ist tief berührt von unserer gemeinsamen Heilarbeit. Es ist ein gutes Zeichen, dass ihr neues sinnliches und emotionales Erleben ihr Unterbewusstsein so tief beeindruckt hat. Ab jetzt heißt es für Jana: Volle Kraft voraus!

Manuel

THEMA: ASTHMA UND ANGST

Manuel ist von Asthmaanfällen und Heuschnupfen geplagt. Seit er denken kann, begleiten ihn diese Erkrankungen. Eine seltsame Angst zu ersticken befällt in immer wieder aus heiterem Himmel, ohne dass es einen greifbaren Grund dafür gibt. Manuel weiß, dass seine Eltern starke Raucher waren und dass deren finanzielle Situation immer sehr angespannt war. »Wir konnten uns nur das billigste Essen leisten, meine Mutter war eine dünne Bohnenstange.«

Wir kombinieren die Übungen »Das Zuhause im Mutterleib erschaffen« (S. 112) und »Die beste Rundumversorgung« (S. 113). Damit gönnt sich Manuel eine völlig neue Erfahrung zu seiner Zeit im Bauch der Mutter. Er gestaltet sich ein warmes Himmelbett mit Daunenkissen und Liedern aus seiner Lieblingsoper »La Traviata«. Den Mangel an Nährstoffen bei der Zeugung und im Laufe der Schwangerschaft ersetzt er durch üppige Kraftnahrung und saugt diese Nährstoffe förmlich in den kleinen Embryo hinein. Er beobachtet mit großer Freude, wie der Kleine wächst und sich im Bauch der Mutter prächtig entwickelt. Im Zuge dieses Rituals verändert er seine Geburt und beobachtet, wie ein starker 4 kg schwerer Junge, statt eines untergewichtigen Säuglings, das Licht der Welt erblickt.

Ich habe das Gefühl, Manuel ist richtig ausgehungert danach, gut versorgt zu werden. Deshalb arbeitet er mit dem Ritual »Sich eine Hüterin für die Zeit im Mutterleib erträumen« (S. 111). Er sucht sich eine üppige Frau mit großem Busen aus, die einer afrikanischen Mama gleicht. Diese Hüterin bewacht und beschützt ihn 24 Stunden am Tag, streichelt ihn liebevoll und wiegt ihn in ihren Armen. Besonders gut gefällt ihm die Weichheit dieser Person und der feste Griff, mit dem sie ihn hält. Er erlebt ein Wohlgefühl der besonderen Art, schwer in Worte zu fassen. Manuel will mit dieser Hüterin weiterarbeiten, auch jetzt als Erwachsener kann er sie gut brauchen.

Praxisfälle: Genregulation auf der körperlichen Ebene

Karola

THEMA: CHRONISCHE DARMENTZÜNDUNG

Karola ist Ende 30 und hat seit einigen Jahren immer wieder Phasen, in denen sie mit Darmentzündungen zu kämpfen hat. In einer dieser akuten Phasen treffen wir uns zu einer Behandlung.

Karola konzentriert sich auf eine entzündete Darmzelle und betrachtet sie näher. Wir arbeiten mit dem Bild eines mit Wasser gefüllten Luftballons. Die Zelle zeigt sich leicht eingedellt, deshalb macht sie Karola ganz prall und elastisch. Das Wasser in der Zelle ist trüb, sie tauscht es aus. Im Inneren der Zelle geht Karola zuerst in die Proteinfabrik. Diese ist in die Jahre gekommen und wirkt vernachlässigt. Karola gibt ihr einen neuen Anstrich und lässt einen frischen Wind durch das Fabrikgebäude blasen. Abfallentsorgung, Sauerstoffversorgung und Energieniveau der Zelle sind tadellos, die grüne Lampe leuchtet auf. Die 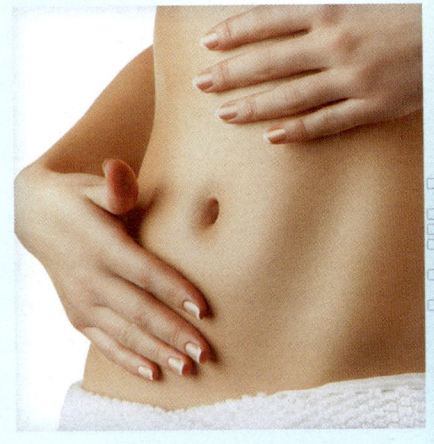 Versorgung mit Nährstoffen ist nicht optimal, Karola verändert die Beschaffenheit der Zellhaut, damit die Nährstoffe besser in die Zelle dringen können. In der Qualitätskontrolle sieht Karola einen schlafenden Kontrolleur. Sie weckt ihn auf und gibt ihm genaue Anweisung, welches Qualitätsniveau sie erwartet. Außerdem befestigt sie einen Propeller an seinem Rücken, damit er unermüdlich und konzentriert seine Aufgaben erledigt.

Zum Schluss geht sie zum Zellkern. Er ist mit Moos überwachsen und hat seinen Glanz verloren. Karola entfernt das Moos und poliert den Zellkern, bis er glänzt und leuchtet.

Anschließend wendet sie die Übung »Das Energieniveau eines Gens prüfen« (S. 131) an, um das Gen zur Produktion von Darmzellen zu stärken. Karola rundet die Heilarbeit ab, indem sie ihre Erwartungen visualisiert.

Luise

THEMA: UNTERLEIBSKREBS

Luise kann gut in sich hineinhorchen und hat den Eindruck, dass sie zu lange im Unfrieden war – mit den Umständen ihres Lebens, der Erkrankung ihres Sohnes und der permanenten Sorge, dass dieser wieder einen Rückfall erleiden könnte. Viel zu sehr war ihre Aufmerksamkeit in den möglichen »Worst Cases« geblieben, als im Jetzt zu sehen, wie gut sich ihre Sohn entwickelte. Diese Einstellung sieht sie als Nährboden für ihr eigenes Tumorgeschehen. Ihre Großmutter hatte auch mit Tumoren zu kämpfen, überhaupt ist »gegeneinander kämpfen« ein Thema in ihrer Familie. Ständig gibt es irgendeinen Streit um Geld. Luise ist des Kämpfens müde. Sie will Harmonie haben, echte Harmonie. Mit dieser Ausrichtung gestalten wir die Behandlung.

»Ich bin im Frieden mit mir und dem Leben.« Diese neue Lebenshaltung unterstreicht das 2. Prinzip (ab S.67). Abenteurer kämpfen nicht gegen den Krebs, sie bringen sich in Harmonie!

Luise sammelt die rosa Chromosomen aus ihrem mütterlichen Erbgut in einen großen Korb und gibt den Korb an ihre Großmutter zurück, mit den Worten: »Das ist deine Art, mit dem Leben umzugehen, ich will es anders machen.« Sie aktiviert die blauen Chromosomen aus der Vaterlinie. Ihre Großmutter väterlicherseits wurde 95 Jahre alt, hat sich bis zum Schluss selbst versorgt und war körperlich immer sehr fit und sehr zäh. Diese Zähigkeit will Luise jetzt für ihren Heilprozess haben. Voller Freude lässt sie die Chromsomen durch ihren Unterleib tanzen. Dann holt sie das Buch des Gens für Qualitätskontrolle aus der großen Bibliothek ihrer Gene, dreht den Schalter ganz auf und geht mit diesem lichtvollen Gen durch ihren ganzen Körper, beseitigt jede Unregelmäßigkeit in den Zellen.

Was macht ihr Leben lebenswert? Ihre Familie, ihre Tiere, ihr Garten, ist die Antwort. Doch sie glaubt nicht, dass ihre Gesundung in ihrer Hand liegt – 6. Prinzip: Ich bin machtvoll (ab S. 85). Sie stellt sich den Prozess ihrer Gesundung vor, und immer wenn Zweifel kommen bereinigt sie diese mit Piko-Piko-Atemzügen. Sie spricht in Gedanken die Worte: Ja, ich will. Dabei bemerkt sie, dass die Angst, noch einmal manisch-depressive Phasen mit ihrem Sohn zu erleben, immer größer wird. Ein Teil von ihr will lieber sterben, als das noch einmal zu erleben. Luise heilt dieses Trauma mit der Übung traumatische Erlebnisse heilen, indem sie in die Höhle geht, die Lichtkugel herausholt und sie willkommen heißt, sie will leben und überleben. Danach gelingt es ihr »Ja, ich will« aus ganzem Herzen zu sprechen. Ihrem Körper eine starke Steuerfrau zu sein, darauf will Sie sich konzentrieren.

Sybille

THEMA: SCHLAFSTÖRUNGEN

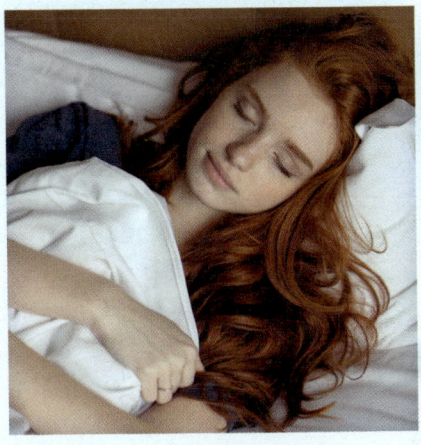

Sybille schläft seit Monaten kaum mehr als zwei Stunden in der Nacht. Sie hat einen Speicheltest gemacht mit dem Ergebnis, dass ihr Melatoninspiegel in der Nacht viel zu niedrig ist. Sie will der Ursache auf den Grund gehen.

Ich leite Sybille an, sich den energetischen Zustand ihrer Epiphyse anzuschauen. Dort wird Melatonin gebildet. Sie berichtet

von einem verschrumpelten Teilchen, das sie erst wieder auf-
päppeln und mit Flüssigkeit versorgen müsse. Sybille macht die
Übung »Die Aktivität von Genschaltern verändern« (S.133), um
die Melatoninproduktion zu verstärken. Dabei entdeckt sie ei-
nen Chip am Schalter, den sie selbst befestigt hat und der die
Aktivität dieses Gens hemmt. Sie entfernt den Chip und gibt
damit den Weg für eine natürliche Melatoninproduktion frei.
An diesem Punkt der Behandlung erzählt mir Sybille, dass sie
das Gefühl hat, den Kontakt zu ihrem Körper verloren zu haben.
Ich leite sie an, die Übung »Wie erreiche ich gute Beziehungen?«
(S.69) zu machen und das entstandene Wohlgefühl durch ihren
Körper fließen zu lassen.

Zum Abschluss prüft Sybille die Sensibilität ihrer Amygdala. Sie arbeitet mit dem Bild einer Glühbirne, die entweder rot
oder grün leuchtet. Sybille stellt sich verschiedene Situationen
vor und wartet, welche Farbe sich zeigt. Erschreckend ist für
sie, dass sich selbst beim Yoga oder ihrem Nachmittagskaffee
das Licht bestenfalls in Gelb-orange zeigt, aber niemals in Grün.
Sybille legt ihrer Amygdala ein dickes Fell in Form eines Rob-
benpelzes zu und prüft die vorherigen Situationen erneut. Nun
überwiegt der Grünanteil.

Mit diesen Ritualen will Sybille im Alltag weiter arbeiten, um die
Nachhaltigkeit der Veränderung zu unterstützen und die Wirkung von hormonellen Mitteln zu verstärken.

Anke

THEMA: SPECKROLLE AM BAUCH

Anke ist Ende 40, hatte immer eine Vorzeigefigur und liebte es, figurbetonte Kleider zu tragen. Seit einem Jahr hat sie eine dicke Speckrolle am Bauch, die kontinuierlich wächst. Das gefällt Anke gar nicht. Sie hat ihre Ernährung umgestellt und möchte nun auch auf anderer Ebene eine Veränderung einleiten.

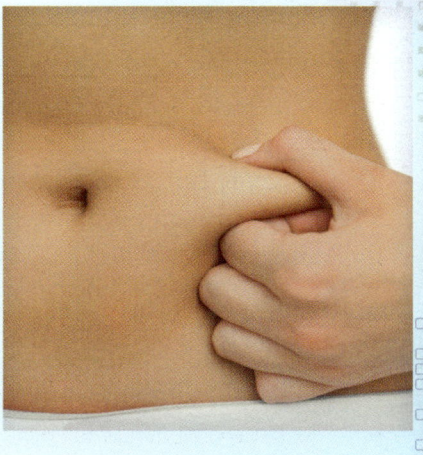

Sie erzählt mir, sie hätte sich kürzlich mit ihrer Schwester unterhalten, und die hätte gesagt: »Du hast die gleiche Speckrolle, die Mama hatte.«

Anke schaut sich zuerst eine Fettzelle im Bauchbereich an, nimmt den Motor im Inneren der Zelle wahr und staunt über seine Dynamik. Sie sieht das Genbuch der Mutter weit aufgeschlagen. Sie stellt den Motor ab, schließt das Buch und legt es zurück ins Regal. Danach stellt sie sich vor, wie die Fettzellen verschrumpeln. Anschließend betrachtet sie eine Muskelzelle des Bauchbereichs, sie ist schlaff, hat kaum Wasser im Inneren, und die Sauerstoff- und Nährstoffversorgung ist verstopft. Sie bringt alles in Ordnung und installiert dann einen blauen Motor, der das aufgeschlagene Buch der Vater-Gene in sich trägt. Ihr Vater war bis zu seinem Tode rank und schlank.

Ankes Frauenärztin hat ihr erklärt, dass Bauchfett oft ein Zeichen nachlassender Östrogenproduktion in den Wechseljahren ist. Deshalb geht Anke in die Bibliothek ihrer Gene und nimmt das Buch zur Östrogenproduktion in Augenschein. Es ist zerfleddert, die Schrift ist winzig klein, nicht lesbar. Sie verändert zuerst diese Punkte, klappt das Buch dann wieder zu und dreht den Regler auf dem Buchdeckel weit auf – sie gibt das Zeichen, die Östrogenproduktion wieder anzukurbeln. Als eindeutiges Zeichen für ihren Körper will sie mehr östrogenhaltige Nahrungsmittel zu sich nehmen und statt nur einmal in der Woche Pilates an zwei weiteren Tagen zu Hause Bauchtraining machen.

Praxisfälle: Erben und Vererben

Marla

THEMA: SCHUPPENDE HAUTWUCHERUNGEN AN DEN HANDOBERFLÄCHEN

Seit einem Jahr bemerkt Marla diese Erscheinungen. Zur selben Zeit hatte sie begonnen, sich intensiver um die 100 km entfernt wohnende Mutter zu kümmern. Marla fühlt sich verantwortlich, sie will nichts versäumen. Ihr Vater starb ganz plötzlich an einer Erkrankung, und sie will einfach nichts übersehen.

Sie schaut sich ihre Amygdala an und realisiert, dass, wann immer sie an ihre Mutter denkt, sofort ein rotes Signallicht aufleuchtet. Sobald sie an etwas anderes denkt, leuchtet die Lampe grün. Marla konzentriert sich nun ganz auf die Situation mit ihrer Mutter und sucht nach dem passenden »dicken Fell«. Sie entscheidet sich für das Fell eines Nilpferdes und spürt sofort Erleichterung.

Mit dem Alter geht das Thema »dünnhäutiger werden« einher. Die Haut wird dünner, und gleichzeitig wird die Wahrnehmung intensiver. Das empfindet sie als Stress, und ihre Amygdala reagiert entsprechend. Marla versetzt sich in »stressige« Situationen der jüngsten Vergangenheit und justiert ihre Amygdala auf Grün. Sie hat genug Lebenserfahrungen gesammelt, um auch mit tiefem Miterleben gut umgehen zu können.

Bezüglich des Hautthemas erkennt sie in ihrer Bibliothek der Gene, dass Erbinformationen ihres Vaters aktiv sind. Ein blaues Buch liegt dort aufgeschlagen vor ihr. Sie nimmt das dazu passende rosafarbene Buch aus dem Regal, öffnet es und aktiviert damit Geninformationen für schöne Hände wie die ihrer Mutter. Sehr schnell verschmelzen beide Bücher zu einem Gesamtpaket. Sowohl in den Vater- als auch 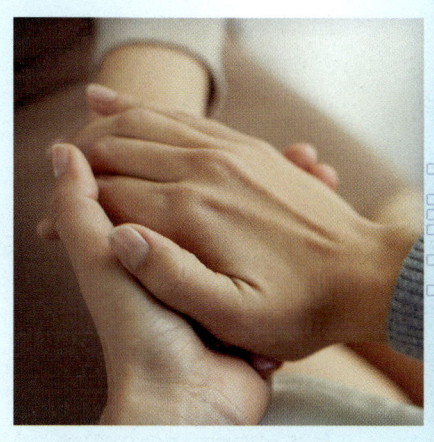 in den Mutter-Genen liegt das Potenzial für heile Hände. Marla stellt sich dieses Genpotenzial in Form von verschiedenfarbigen Kugel in einer großen Schale vor. Sie hält ihre Handrücken so lange über diese Schale, bis sie ein Bild von gesunden Händen entwickeln kann. Dieses Ritual bringt Tränen hervor, Tränen der Dankbarkeit, dass so viel Gutes in ihren Genen steckt, was bisher einfach brachlag.

Die Haut ist ein Thema in ihrer Familie. Es gab auf beiden Seiten traumatische Kriegserfahrungen und damit einhergehende Verletzungen der Haut. Marla möchte als Dank Heilarbeit für die gesamte Sippe machen. Sie geht in die Höhle, macht das Ritual »Energetische Narben aus traumatischen Erlebnissen heilen« (S. 122). Dazu stellt in die Mitte eine große Schale mit dem Erbgut – in Form von bunten Kugeln. Sie lädt den in der Höhle stillgelegten Teil dieser Energiekugeln ein, sich mit dem Erbgut zu vereinigen. Fasziniert beobachtet sie diesen Prozess und lädt am Ende ihre ganze Sippe dazu ein, um die Schale zu tanzen.

Paul

THEMA: JUCKENDER HAUTAUSSCHLAG

Paul ist erst 3 ½ Jahre alt und genetisch vorbelastet. Er hat einen großflächigen Hautausschlag an verschiedenen Körperstellen und kratzt sich permanent blutig. Sein Vater hat mit Heuschnupfen und Stauballergie zu kämpfen. Die Mutter hat sehr empfindliche und trockene Haut. Ein Allergietest ergab Reaktionen auf Gluten und Milcheiweiß. Die ärztliche Empfehlung lautet »Spezialdiät«.

Während dieser Diätphase findet die Sitzung statt, um zusätzlich den genetischen Ursachen auf den Grund zu gehen. Ich arbeite zusammen mit Lukas, Pauls Vater, daran, denn er ist derjenige, dessen Erbinformationen im Bereich Allergien offensichtlich aktiv sind. Wir stellen uns eine von Lukas᾽ Hautzellen vor, in der sich jeweils ein blaues und ein rosafarbenes Chromosom befinden. Das rosafarbene Chromosom ist vital und gibt die Erbinformationen von Lukas᾽ Mutter weiter. Ich habe zuvor herausgefunden, dass es die Mutterlinie von Lukas ist, die das »Allergie-Gen« in sich aktiviert hat. Lukas schaltet das rosa Chromosom aus und aktiviert das blaue seines Vaters. Dann stellt er sich vor, wie er die geänderte Erbinformation an eine Hautzelle von Paul weitergibt.

Lukas᾽ Amygdala ist sehr sensibel. Diese Sensibilität hat Paul übernommen. Deshalb macht es Sinn, zuerst mit Lukas zu arbeiten. Er verändert diese Sensibilität, indem er zuerst ausprobiert, die Ampel von Rot auf Grün zu schalten, wenn Pollen oder

Staub da sind. Dann arbeitet Lukas mit einem Kuhfell, um seiner Amygdala eine dicke Hülle zu geben. Seine neue Amygdala kopiert er und gibt sie an Paul weiter. Dann arbeitet er mit der Amygdala von Paul. Sobald glutenhaltiges Getreide oder Milchprodukte gegessen werden, löst sie Alarmprogramme aus. Lukas hilft Paul, die Amygdala von Rot auf Grün zu schalten, wenn Getreide oder Milchprodukte ins Energiefeld kommen. Dann gibt er Pauls Amygdala das Fell eines Löwen, Pauls Lieblingskuscheltier. Wir testen kinesiologisch nach, ob diese Produkte noch Stress machen.

Nun gehen wir in Pauls genetische Bibliothek. Dort stehen zwei Bücher zum Bilden von Hautzellen. Ein blaues und ein rosafarbenes, je von Mutter und Vater. Lukas öffnet beide Bücher und optimiert die darin enthaltenen Bauanleitungen und nimmt sie heraus. Er verschmilzt beide Anleitungen und stellt sich dabei vor, wie schöne gesunde Hautzellen entstehen. Wir arbeiten an Pauls RNA. Sie soll ein kraftvoller Bote werden und die neue Information zur Produktion gesunder Hautzellen richtig weitergeben. Paul mag »Karlsson vom Dach«, also stellt sich Lukas vor, dass Karlsson seine RNA ist. Als diese geht er in den Zellkern der Hautzelle, er hat den besten Scanner dabei und kopiert hundertprozentig richtig die Bauanleitung für gesunde Hautzellen. Mit dieser Kopie geht Karlsson in die Proteinfabrik und aktiviert seine Hochleistungsübersetzungsmaschine, damit eine absolut korrekte Anweisung an den Fabrikarbeiter übergeben wird. Dann stellt sich Lukas vor, wie sich Tausende von gesunden Hautzellen über Paul ergießen. Das macht er so lange, bis er das Gefühl hat, dass sich alle von Pauls Hautzellen erneuert haben.

Mit diesem Bild will er auch im Alltag arbeiten und die Gutenachtgeschichten von Karlsson entsprechend abwandeln.

Pauline

THEMA: ZÄHNE

Pauline ist 7 Jahre alt, und bei ihren Milchzähnen zeigt sich eine Mineralisierungsstörung. Ihre Mutter befürchtet, dass auch die nachfolgenden Zähne geschädigt sein könnten und möchte entsprechend vorbeugen. Pauline und ich kennen uns schon eine Weile und machen die Heilarbeit gemeinsam, während ihre Mutter den Prozess am Rande begleitet.

Bei Paulines Zähnen ist die genetische Information der Mutter aktiv. Ihr Vater hat bisher noch keine einzige Füllung und nie Probleme. Und auch dessen Vater ist mit guten Zähnen gesegnet. Dieses Wissen nutzen wir, um die Geninformationen des Vaters zu aktivieren.

Ich lade Pauline ein, sich eine Zelle ihrer Zähne in Form eines Luftballons in ihrer Lieblingsfarbe vorzustellen. Sie berichtet mir, der Luftballon verliere immer wieder Luft. Ich rate ihr, die Hülle durch eine neue zu ersetzen. Um die Zelle richtig stark zu machen, bemalt Pauline den Luftballon mit allem, was ihr gerade in den Sinn kommt, daran hat sie richtig Spaß. Dann stellt sie sich vor, dass sie in diesen Luftballon hineinspazieren kann. Dort trifft sie Pippi Langstrumpf, ihre innere Heilerin. Pippi ist sehr klug und weiß, was nötig ist, damit ihre zweiten Zähne ganz gesund werden. Als Erstes soll Pauline in der Produktionsstätte für Zähne Blumen pflanzen und

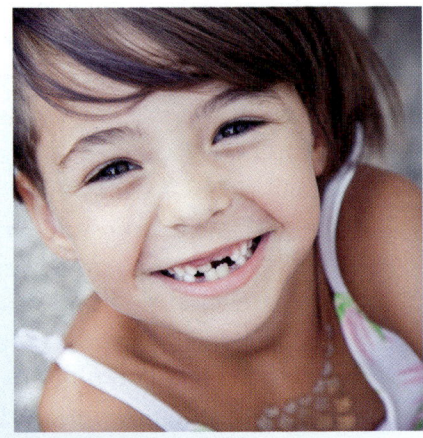

bunte Schmetterlinge fliegen lassen. Außerdem braucht es im Inneren der Zelle noch Bäume, die richtig groß und stark sind. Damit die Zelle genügend Nahrung bekommt, baut Pauline eine so schöne Küche wie in ihrem Puppenhaus ein. Dann geht Pauline mit Pippi zu der Schatzkiste in der Zelle (Zellkern). In dieser Schatzkiste tanzen rosa Zähne, sie verkörpern die Erbinformation der Mutter. Mit der Hilfe von Pippi fängt Pauline diese Zähne ein. Pippi verspeist sie und spukt verschiedenfarbige blaue Zähne wieder aus (Erbinformation des Vaters). Pauline hat sichtlich Freude an unserer Arbeit und malt zum Schluss der Behandlung im Geiste alle Zähne blau an.

Während ich im Anschluss ihren Bruder behandle, malt Pauline ein Bild von Pippi und dem Luftballon.

Fabian

THEMA: NICHTS ZU ENDE BRINGEN KÖNNEN

Fabian ist 20 Jahre alt, und seine Eltern sind verzweifelt, weil er seit der ersten Klasse ein Träumer ist und sich nur mit Ach und Krach durch die Schulzeit bewegt. Fabian ist eigentlich sehr intelligent und schreibt aus dem Stand gute Noten, wenn er sich hin und wieder dazu motivieren kann. Fabian will – und will auch wieder nicht. Dieses Dilemma ist das Thema unserer Sitzung.

Ich erforsche das Potenzial seiner Gene, aus seinem Leben etwas zu machen. Da gibt es den Opa, der erblindet aus dem Krieg zurückkam und trotz dieses Handicaps eine unglaubliche Karriere gemacht und fünf Kinder großgezogen hat. Diese unbändige Kraft stellen wir in den Fokus unserer Heilarbeit.

Fabian arbeitet mit der Vorstellung von zwei großen Bäumen, ein Baum stellt seine mütterlichen Gene zu diesem Thema dar und der andere Baum die Vater-Gene. Der zweite Baum ist verkümmert. Fabian stärkt und kräftig ihn, bis er sein ganzes Kraftpotenzial entfaltet. Ich schmunzle, als er mir erzählt, dass die Verbindung zwischen beiden Bäumen eine Hängematte ist, in der er sich ausruht.

Danach geht Fabian in die große Bibliothek seiner Gene und sucht nach Büchern zum Thema »Zielerreichung«. Tatsächlich findet er zwei Bücher dazu und legt sie aufgeschlagen unter die beiden Bäume. Er will die in seinen Genen schlummernde Antriebskraft aktivieren. Er starrt die beiden Bücher mit diesem Fokus so lange an, bis sich in ihnen ein Symbol für diese Kraft zeigt. Es ist der Antrieb einer Rakete. Die Hängematte wandelt sich, plötzlich sitzt Fabian auf der Rakete und spürt, welches Kraftpotenzial er besitzt.

Fabians Opa kam damals geläutert aus dem Krieg zurück, voller Unverständnis, wie er so blind für das Falsche kämpfen konnte. Angst, das Falsche zu tun, hat auch Fabian. Eine übernommene Anweisung der großväterlichen Gene ist aktiv. Fabian arbeitet mit dem Bild einer Mauer, die ihn zurückhält, sobald er sich für etwas entscheiden will. Er sucht einen Weg, diese Mauer zu zerstören und entschließt sich, mit der Rakete einfach durch die Mauer zu fliegen, um damit diese Anweisung für ungültig zu erklären.

Fabian will die neue Kraft aus seinen Genen sofort zweckdienlich einsetzen. Er stellt sich vor, wie er damit das Schreiben eines Lebenslaufs, seine Schulanmeldungen und die Wiederaufnahme seines Karatekurses bewerkstelligt. Er staunt über seine fruchtbaren genetischen Samen!

Abschluss: Alles ist möglich!

Kürzlich war ich mit meinem Neffen Finn, 3 ½ Jahre alt, 96 cm groß, in Ulm. Beim Anblick des Münsterturmes rief er aus: »Da will ich hinaufsteigen!« Mit knapp 162 m ist das Ulmer Münster immerhin der höchste Kirchturm der Welt. 369 Stufen mit engen Wendeltreppen sind im ersten Abschnitt zu bewältigen, und Höhenangst ist dabei nicht förderlich. Ich fragte mich: »Wie soll das gehen, wie will er mit seinen kurzen Beinchen, die hohen Stufen bewältigen?« Er ließ sich jedoch nicht von seiner Idee abbringen. Schließlich löste ich eine Eintrittskarte, und unsere Klettertour begann. Ich staunte, wie zielgerichtet und zügig Finn nach oben stieg. Bei den kleinen Guckfenstern blieb er stehen und fragte: »Was ist denn da?« Während des Auf- und Abstiegs sang er immer wieder vor sich hin: »Der Finn, der Finn, der klettert alle Treppen hoch.« Der Abstieg ging genauso mühelos.

Was hatte Finn dazu motiviert? Er wollte sich die Erfahrung schenken, diesen Turm zu besteigen. Aus dem Moment heraus, spontan entscheiden, dass er das kann. Alles, was du dir vorstellen kannst, dir zutraust, ist möglich! Wenn der freie Wille etwas will, dann geht der Körper mit. Genau das hat Finn gelebt, und ich habe ihn zum Glück nicht daran gehindert. Starker Wille, starke Leistung!

Warum erzähle ich Ihnen diese Geschichte am Ende eines Buches über Gene? Ich erzähle sie, weil sie alles, was es zur Gensteuerung braucht, auf den Punkt bringt und Ihnen zeigt, was in Ihnen steckt. Heilarbeit mit Ihren Genen ist eine Mischung aus Neugierde, Motivation, Zutrauen und Forscherwillen. Was macht das Abenteuer »Gene« für Sie reizvoll, welche Chancen wollen Sie nutzen, wie sehr wünschen Sie sich mehr Gesundheit und sind Sie bereit, selbst aktiv zu werden?

Ich ermuntere Sie, Ihren genetischen Münsterturm zu erklimmen, mit Mut und Vertrauen, Spaß und Freude am Tun. Regulieren Sie Ihre Gene, machen Sie das Beste aus Ihrem genetischen Potenzial, und stecken Sie andere Menschen damit an!

Singen Sie Ihr eigenes Motivationslied davon, wie wunderbar und leistungsfähig Sie sind!

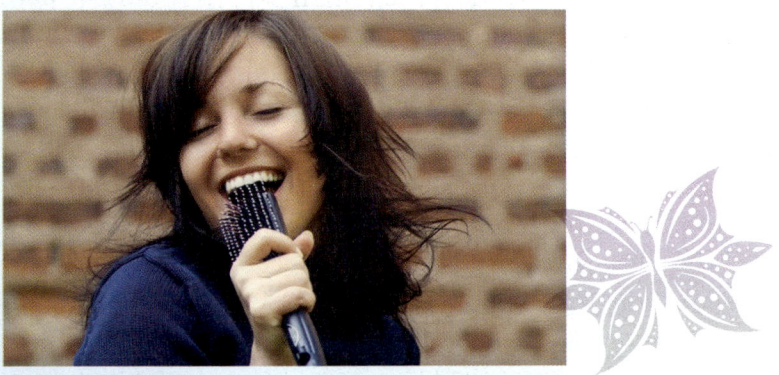

Eine herzliche Umarmung und viele Grüße an Ihre Gene!

Susanne Weikl

Über die Autorin

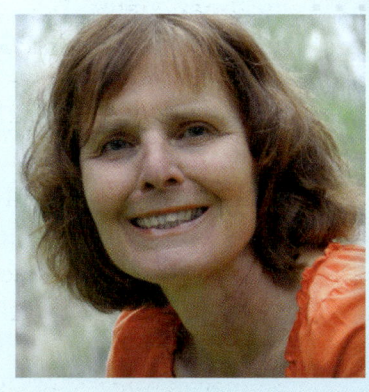

Susanne Weikl ist Heilpraktikerin (Psychotherapie), schamanische Heilerin und Alaka'i (Huna-Lehrerin) von Aloha International, Hawaii. Mit Anfang 40 richtete sie ihr Leben neu aus, beendete ihre langjährige Tätigkeit in der Personalentwicklung einer Bank und widmete sich ganz der Heilarbeit. Mit Leidenschaft ist sie dem Geheimnis der Heilung auf der Spur. In ihrer Arbeit profitiert sie dabei von ihren Begegnungen und dem Austausch mit Heilern weltweit.

Seit mehr als 10 Jahren arbeitet sie als Therapeutin und Heilerin in ihrer eigenen Praxis in Neu-Ulm. Ihr breites Wissen gibt sie mit Begeisterung in Einzelsitzungen, Trainings und in der Ausbildung zum zertifizierten Huna Practitioner© weiter. Dabei bevorzugt sie einfache Lösungen und bietet einen Heilweg an, der Harmonie und Lebensfreude vermehrt.

Die Natur ist ihre Inspirationsquelle für neue Ideen und Impulse. Sie hört und erzählt gerne Erfolgsgeschichten und fordert die Menschen auf, ihre enormen Heilkräfte zu aktivieren. Ihr Ziel ist es, ihre Kursteilnehmer zu ermächtigen, eine individuelle Art des Heilens, ihr Huna zu finden.

www.susanne-weikl.de

Anhang

Übungs-Verzeichnis (nach Themen sortiert)

ERBEN UND VERERBEN

Bildnachweis

Bilder von der Bilddatenbank www.shutterstock.com:

Schmuckelemente auf allen Seiten: Raster/DNS: #465162755 (©Omelchenko), Schmetterling: #99289142 (©MedusArt)
Weitere Bilder: S.8 #186635750 (©Vinne), S.17 #272473859 (©Billion Photos), S.19 #45754267 (©Mopic), S.20 #333562745 (©hywards), S.22 #424561672 (©ktsdesign), S.23 #187967735 (©Leigh Prather), S.25 #391613395 (©Kateryna Kon), S.27 #269472131 (©kentoh), S.29 #342103736 (©Kateryna Kon), S.32 #170760092 (©connel), S.34 #192933773 (©LeicherOliver), S.38 #290619743 (©petarg), S.43 #320044109 (©KP Photograph), S.47 #394099204 (©Jacob Lund), S.49 #435449356 (©Chernishev Maksim), S.51 #268481546 (©Pierre Leclerc), S.56 #456905872 (©jaboo2foto), S.59 #371056319 (©BEZ_Alisa), S.61 #423584671 (©Rido), S.66 #403574467 (©suns07butterfly), S.71 #183037556 (©Vasilyev Alexandr), S.82 #84056881 (©YanLev), S.92 #443849341 (©CHOATphotographer), S.94 #388544845 (©wavebreakmedia), S.99 #344995070 (©EpicStockMedia), S.101 #374175106 (©Konstanttin), S.107 #327511211 (©nobeastsofierce), S.109 #331155149 (©Andrii Vodolazhskyi), S.112 #147978782 (©10 FACE), S.118 #259463861 (©Sunny studio), S.120 #397613392 (©Syda Productions), S.123 #149065115 (©DSdesign), S.131 #351418463 (©Skylines), S.132 #273249536 (©Podlesnyak Nina), S.136 #417115363 (©Antonio Guillem), S.139 #396345286 (©suns07butterfly), S.140 #106573289 (©Pressmaster), S.143 #19566868 (©Carlos Caetano), S.150 #281985692 (©CHOATphotographer), S.154 #234708754 (©hywards), S.158 #487676395 (©Dodokat), S.161 #245730082 (©andia), S.163 #260212295 (©Mila Supinskaya Glashchenko), S.167 #369743306 (©Liya Graphics), S.171 #109976480 (©Soloviova Liudmyla), S.172 #414438337 (©DeeaF), S.175 #145382977 (©Yuliya Yafimik), S.178 #156181784 (©Valua Vitaly), S.183 #271335644 (©S_Photo), S.184 #149780450 (©Alena Ozerova), S.189 #394494271 (©Artem Furman), S.191 #347762732 (©Dean Drobot), S.193 #158267924 (©ESB Professional), S.195 #229879537 (©Pressmaster), S.198 #373777960 (©JRP Studio), S.202 #263850017 (©Ivan Mateev)

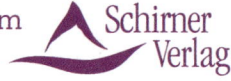
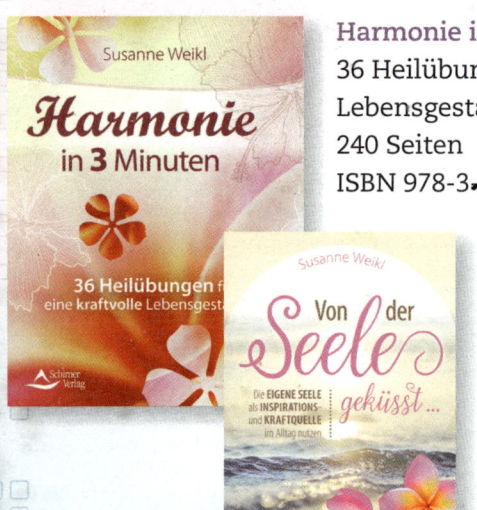